Guntram Fischer

Die Arztpraxis

Neuaufbau, Neugründung und Übernahme

Guntram Fischer

Die Arztpraxis

Neuaufbau, Neugründung und Übernahme

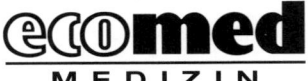

Bibliografische Informationen der Deutschen Nationalbibliothek

Die Deutsche Nationalbibliothek verzeichnet diese Publikation in der Deutschen Nationalbibliografie; detaillierte bibliografische Daten sind im Internet über <http://www.dnb.de> abrufbar.

Bei der Herstellung des Werkes haben wir uns zukunftsbewusst für umweltverträgliche und wiederverwertbare Materialien entschieden.

ISBN 978-3-609-10361-7

E-Mail: kundenservice@ecomed-storck.de

Telefon: 089/2183-7922
Telefax: 089/2183-7620

1. Auflage 2018

© 2018 ecomed MEDIZIN, ecomed-Storck GmbH, Landsberg am Lech

www.ecomed-storck.de

Dieses Werk, einschließlich aller seiner Teile, ist urheberrechtlich geschützt. Jede Verwertung außerhalb der engen Grenzen des Urheberrechtsgesetzes ist ohne Zustimmung des Verlages unzulässig und strafbar. Dies gilt insbesondere für Vervielfältigungen, Übersetzungen, Mikroverfilmungen und die Einspeicherung und Verarbeitung in elektronischen Systemen.

Druck: Westermann Druck Zwickau GmbH, 08058 Zwickau

Vorwort

Liebe Leserin, lieber Leser,

mit diesem Buch möchte ich Ihnen eine sehr praktisch orientierte Handreichung geben, wenn Sie sich mit der Frage der eigenen Niederlassung beschäftigen.

Meine eigene medizinische Laufbahn verlief nach dem klassischen Muster: Medizinstudium, Facharztausbildung am Krankenhaus und dann die Idee der eigenen Niederlassung, die ich anschließend knapp 20 Jahre lang als „Kassenarzt" mit allen Höhen und Tiefen durchlebte.

Aus den gemachten Erfahrungen kann ich Ihnen vieles an die Hand geben, was Ihnen den Einstieg in die Niederlassung erleichtert und auf potenzielle Fallstricke und Chancen hinweist. Durch die Zusammenstellung der wesentlichen Informationen und die Erwähnung von Hintergründen und KV-rechtlichen Zusammenhängen soll dieses Buch dem Nutzer hilfreich sein und auch als Nachschlagewerk dienen: *Aus der Praxis – für die Praxis!*

Das gesamte deutsche Gesundheitswesen ist ein sehr dynamischer Bereich. Mittels der Gesetzgebung und den daraus resultierenden Vorgaben des gemeinsamen Bundesausschusses ist es laufenden Veränderungen unterworfen. Daher kann vieles in diesem Buch nur eine „Momentaufnahme" in einem sich stetig verändernden System sein.

Zu kritisch-konstruktiven Rückmeldungen aus dem Kreis der Leserschaft dieses Buches möchte ich Sie ausdrücklich ermuntern. Fehlen Ihnen bestimmte Themen/Gebiete oder kann noch etwas verbessert werden?

Dem Verlag ecomed-Storck bin ich sehr dankbar, dass man sich dort der „Zielgruppe" der niedergelassenen Ärzte mit dieser Buchreihe „Die Arztpraxis" so engagiert und bereitwillig annimmt.

Vorwort

Aus Gründen der besseren Lesbarkeit wird auf die gleichzeitige Verwendung männlicher und weiblicher Sprachformen verzichtet. Sämtliche Personenbezeichnungen gelten gleichermaßen für beiderlei Geschlecht.

Maierhöfen im Winter 2017/18

Dr. Guntram Fischer

Inhaltsverzeichnis

Vorwort		5
1	**Die Struktur des deutschen Gesundheitssystems**	**11**
1.1	Die Sektorale Systematik des deutschen Gesundheitssystems	11
	1.1.1 Stationärer Sektor	11
	1.1.2 Ambulanter Sektor	12
1.2	Selbstverwaltung und Sicherstellungsauftrag	13
	1.2.1 Die Kassenärztlichen Vereinigungen	13
	1.2.2 Der Gemeinsame Bundesausschuss	19
	1.2.3 Der Zulassungsausschuss	20
	1.2.4 Die gesetzlichen Krankenkassen	20
2	**Formen der ärztlichen Berufsausübung in der Niederlassung**	**25**
2.1	Einzelpraxis	25
2.2	Kooperative Berufsausübung mit anderen niedergelassenen Ärzten	25
	2.2.1 Praxisgemeinschaft	25
	2.2.2 Gemeinschaftspraxis	25
	2.2.3 Medizinische Versorgungszentren (MVZ)	26
2.3	Vertretungsregelungen	27
3	**Checkliste Niederlassung**	**31**
3.1	Eintragung in das Arztregister	31
3.2	Zulassung	33
	3.2.1 Bedarfsplanung	33
	3.2.2 Sonderbedarfszulassung	36
	3.2.3 Ermächtigung	37
	3.2.4 Antrag auf Zulassung	38
3.3	Die Systematik der Honorarverteilung durch die Kassenärztlichen Vereinigungen	39
	3.3.1 Honorarverteilungsmaßstab	39
	3.3.2 Regelleistungsvolumen	40

Inhaltsverzeichnis

		3.3.3	Plausibilitätsprüfungen	40
		3.3.4	Das ärztliche Honorar	41
		3.3.5	Wie kommt die morbiditätsbedingte Gesamtvergütung zustande?	43
		3.3.6	Kooperationsgrad Arztpraxen	44
	3.4	Leistungen außerhalb der KV		45
4	**Betriebswirtschaft in der Praxis oder: Die Arztpraxis als Unternehmen**			**49**
	4.1	Pro und Contra: Niederlassung		49
	4.2	Die Einkommenssituation einer Arztpraxis		52
	4.3	Individuelle Kalkulation bei Übernahme einer Praxis		56
	4.4	Individuelle Kalkulation bei Neugründung einer Praxis		57
	4.5	Praxisneugründung in unterversorgten Bereichen		58
5	**Dienstleistungsunternehmen Arztpraxis**			**61**
	5.1	Praxisorganisation		61
	5.2	Qualitätsmanagement		64
		5.2.1	Systematische Verbesserung von Prozessen mithilfe des PDCA-Zyklus	65
		5.2.2	Qualitätsmanagement-Richtlinie (QM-RL)	66
6	**Personal in der Arztpraxis**			**71**
	6.1	Medizinische Fachangestellte		71
	6.2	Gehalt		73
		6.2.1	Gehaltstarifvertrag	73
		6.2.2	Entwicklung einer Gehaltsstrategie und Objektivierung des Themas Gehalt	75
	6.3	Personalauswahl		77
		6.3.1	Das Anforderungsprofil	77
		6.3.2	Der Bewerberspiegel	79
		6.3.3	Personalbindung und Personalentwicklung	79
		6.3.4	Personalplanung	83
	6.4	Arbeitsvertrag		84
	6.5	Teamführung		85
		6.5.1	Fehlverhalten von Mitarbeitern	89

Inhaltsverzeichnis

7	Praxismarketing	93
7.1	Welche Medien stehen zur Verfügung?	93
7.2	Praxisinternes Marketing	96
7.3	Ärztebewertungsportale	97
7.4	Der informierte Patient	97
7.5	Arzt und Werbung	100

8	IT in der Arztpraxis	103
8.1	Praxisverwaltungs-Software (PVS)	104
8.2	Umgang mit (digitalen) Patientendaten	106
8.2.1	Schutz vor Einsichtnahme und Zugriff	108
8.2.2	Aufbewahrungsfristen	108
8.2.3	Dokumentation in elektronischer Form	110
8.2.4	Umgang mit Patientendaten bei Praxisaufgabe/Praxisabgabe/Übernahme	110

9	Dokumentationspflicht	113

10	Kontinuierliche Fortbildungspflicht	115

11	Hygiene in der Arztpraxis	117
11.1	Infektionsschutzgesetz (IfSG)	118

12	Arbeitsschutz und Arbeitssicherheit in der Arztpraxis	125
12.1	Betriebsärztliche und sicherheitstechnische Betreuung	125
12.2	Rechtliche Grundlagen	127
12.2.1	Verordnung zur arbeitsmedizinischen Vorsorge (ArbMedVV)	127
12.2.2	Arbeitsschutzgesetz (ArbSchG)	128
12.2.3	Jugendarbeitsschutzgesetz (JArbSchG)	129
12.2.4	Mutterschutzgesetz (MuSchG)	129
12.2.5	Berufsgenossenschaftliche Vorschriften und Regeln sowie Technische Regeln für Gefahrstoffe (TRGS) und für biologische Arbeitsstoffe (TRBA)	130
12.3	Personalkleidung	131
12.3.1	Arbeitskleidung	131
12.3.2	Bereichskleidung	132
12.3.3	Schutzkleidung	132

Inhaltsverzeichnis

13 Weitere zu beachtende Rechtsvorschriften **133**
13.1 Praxisbegehungen durch Behörden 133
13.2 Biostoffverordnung (BioStoffV) 134
13.3 Gefahrstoffverordnung (GefStoffV) 135
13.4 Medizinproduktegesetz (MPG) und
Medizinprodukte-Betreiberverordnung (MPBetreibV) 136
13.5 Eichgesetz (EichG) und Eichordnung (EO) 137
13.6 Bundesdatenschutzgesetz (BDSG) 138
13.7 Betäubungsmittelgesetz (BtMG)/Betäubungsmittel-
Verschreibungsverordnung (BtMVV) 138
13.8 Kündigungsschutzgesetz (KSchG) 139
13.9 Qualitätsmanagement-Richtlinie des Gemeinsamen
Bundesausschusses (QM-RL G-BA) 140
13.10 Röntgenverordnung (RöV) 140
13.11 Sprechstundenbedarfsverordnungen 140
13.12 Aushangpflichtige Gesetze 141

14 Der Notfallordner **143**

15 Material- und Lagerbewirtschaftung **145**

16 Räumliche und bauliche Voraussetzungen für Arztpraxen **147**

17 Anhang **151**
17.1 Fünftes Sozialgesetzbuch – SGB V 151
17.2 Nützliche Internetadressen 158
17.3 Glossar 160
17.4 Abkürzungsverzeichnis 161
17.5 Stichwortverzeichnis 163

1 Die Struktur des deutschen Gesundheitssystems

1.1 Die Sektorale Systematik des deutschen Gesundheitssystems

Eine Besonderheit des deutschen Gesundheitswesens ist die strikte „sektorale Trennung" in einen ambulanten und einen stationären Sektor.

1.1.1 Stationärer Sektor

Mit dem stationären Bereich sind Krankenhäuser gemeint, die eine stationäre Versorgung mit mehrtägigem Aufenthalt für umfangreichere diagnostische oder therapeutische Verfahren anbieten und zusammen mit ihren Notaufnahmen die Notfallversorgung der Bevölkerung organisieren. Das Spektrum der Krankenhausversorgung umfasst auch die prästationäre, poststationäre und tagesklinische Versorgung.

Vergütung der Leistungen:

Das Abrechnungssystem des stationären Sektors sind die diagnosebezogenen Fallpauschalen/diagnosis related groups, kurz DRG (korrekt: G-DRG-System (German-Diagnosis Related Groups-System)). Die Kalkulation der DRGs wird durch das InEK (Institut für das Entgeltsystem im Krankenhaus) durchgeführt.

In diesem pauschalierten Vergütungssystem wird jeder Behandlung eine Fallschwere (Relativgewicht) zugeordnet. Für jedes Bundesland sind sogenannte Landesbasisfallwerte vereinbart. Aus der Multiplikation des Relativgewichtes mit dem Landesbasisfallwert ergibt sich der Preis oder Wert einer Krankenhausbehandlung:

$$RG \times LBFW = DRG\text{-}Wert$$

Mit den DRGs werden die Betriebskosten der Krankenhäuser vergütet. Die Investitionen in Gebäude und Medizintechnik übernimmt der Staat (Prinzip der dualen Finanzierung). Entsprechend der Landeskrankenhausplanung wird für jedes Bundesland über die dafür zuständigen Sozialministerien eine Planung der notwendigen Ressourcen durchgeführt (Plankrankenhäuser).

Nur Krankenhäuser, die im jeweiligen Landeskrankenhausplan eines Bundeslandes aufgenommen sind, können ihre Leistungen nach DRG abrechnen. Es gibt öffentliche, freigemeinnützige oder auch privatwirtschaftliche Krankenhausträger.

1.1.2 Ambulanter Sektor

Dieser Bereich umfasst die Haus- und Fachärzte sowie die Vertragspsychotherapeuten, welche die ambulante Versorgung der Bevölkerung sicherstellen.

Vergütung der Leistungen:

Das Abrechnungssystem des ambulanten Sektors ist der Einheitliche Bewertungsmaßstab: EBM. Im EBM sind im Gegensatz zur DRG-Systematik die Investitionen eingepreist.

Es wird zwischen einer technischen Leistung und einer ärztlichen Leistung unterschieden. Die Leistungen werden in Gebührenordnungspositionen zusammengefasst, und es erfolgt eine Bewertung mit Punkten für die einzelne Gebührenordnungsposition (GOP) *(s. Kap. 3.3.4).*

Durch Multiplikation der Punkte mit dem jeweils geltenden Punktwert ergibt sich ein Preis in Euro für die medizinische Leistung:

Punkte pro GOP × Punktwert = Wert der GOP in €

Beispiel:	
GOP 13491	Grundpauschale für Versicherte ab Beginn des 6. bis zum vollendeten 59. Lebensjahr
Gesamt (Punkte)	306
Punktwert	10,529 ct/Pkt.
Gesamt (Euro)	32,22 €

1.2 Selbstverwaltung und Sicherstellungsauftrag

Das Vertragsarztrecht ist durch die „Selbstverwaltung" geprägt. Diese Selbstverwaltungsgremien, wie der gemeinsame Bundesausschuss oder die Zulassungsausschüsse, sind paritätisch, also aus Vertretern der Ärzteschaft und der Krankenkassen, zusammengesetzt.

Diese Struktur ist für das deutsche Gesundheitssystem kennzeichnend. Der Staat überträgt die Verantwortung für die ambulante Gesundheitsversorgung über den sog. „Sicherstellungsauftrag" für die vertragsärztliche Versorgung an die Kassenärztlichen Vereinigungen *(s. u.)*. Die gesetzliche Grundlage zum Sicherstellungsauftrag findet sich in § 75 des SGB V.

Gesundheitsversorgung
für **gesetzlich** Versicherte

Sicherstellungsauftrag nach § 75 SGB V an KBV/KVen für:

- vertragsärztliche Versorgung
  (Umfang in § 73 SGB V geregelt)
- angemessene und zeitnahe Zurverfügungstellung der fachärztlichen Versorgung über Terminservice
- vertragsärztliche Versorgung in der sprechstundenfreien Zeit (Notdienst)

Abbildung 1: Sicherstellungsauftrag

1.2.1 Die Kassenärztlichen Vereinigungen

Die Kassenärztlichen Vereinigungen haben die ambulante Versorgung zu organisieren, was auch die Aufrechterhaltung einer Versorgung in den sprechstundenfreien Zeiten durch die Organisation des KV-Notfalldienstes beinhaltet.

In Deutschland gibt es 17 Kassenärztliche Vereinigungen, die entsprechend der Bundesländer organisiert sind. Nur in NRW gibt es zwei KVen: Die KV Nordrhein und die KV Westfalen-Lippe.

Selbstverwaltung und Sicherstellungsauftrag

1.2

Tabelle 1: Übersicht über die Kassenärztlichen Vereinigungen in Deutschland (Quelle: Daten nach Wikipedia, eigene Darstellung)

KV	Sitz	Mitgliederzahl 2014
Kassenärztliche Vereinigung Baden-Württemberg (KVBW)	Stuttgart-Möhringen	21 316
Kassenärztliche Vereinigung Bayerns (KVB)	München-Laim	26 207
Kassenärztliche Vereinigung Berlin (KV Berlin)	Berlin-Westend	9 332
Kassenärztliche Vereinigung Brandenburg (KVBB)	Potsdam	4 175
Kassenärztliche Vereinigung Bremen (KVHB)	Bremen-Schwachhausen	1 866
Kassenärztliche Vereinigung Hamburg (KVH)	Hamburg-Hammerbrook	4 932
Kassenärztliche Vereinigung Hessen (KV Hessen)	Frankfurt-Westend	12 408
Kassenärztliche Vereinigung Mecklenburg-Vorpommern (KVMV)	Schwerin-Neumühle	3 108
Kassenärztliche Vereinigung Niedersachsen (KVN)	Hannover-Oststadt	15 132
Kassenärztliche Vereinigung Nordrhein (KVNO)	Düsseldorf-Golzheim	19 969
Kassenärztliche Vereinigung Rheinland-Pfalz (KV RLP)	Mainz-Gonsenheim	7 618
Kassenärztliche Vereinigung Saarland (KV Saarland)	Saarbrücken-St. Johann	2 127
Kassenärztliche Vereinigung Sachsen (KVS)	Dresden-Neustadt	8 020
Kassenärztliche Vereinigung Sachsen-Anhalt (KVSA)	Magdeburg-Hopfengarten	4 128
Kassenärztliche Vereinigung Schleswig-Holstein (KVSH)	Bad Segeberg	5 548
Kassenärztliche Vereinigung Thüringen (KV Thüringen)	Weimar	4 124
Kassenärztliche Vereinigung Westfalen-Lippe (KVWL)	Dortmund-Westfalendamm	14 937

Die Struktur des deutschen Gesundheitssystems

Hinweis: Aufgabe der KVen ist auch die Umsetzung des Sicherstellungsauftrages im ambulanten Sektor.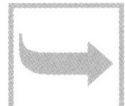

Hintergrund dafür ist das 5. Sozialgesetzbuch (SGB V), welches den Rechtsrahmen für die gesetzlich krankenversicherte Bevölkerung (und damit 90 % der krankenversicherten Personen/entspricht > 70 Mio. Versicherten) definiert.

Der niedergelassene Arzt rechnet seine Leistungen aber nicht direkt mit den Krankenkassen ab. Diese Aufgabe übernehmen die einzelnen Kassenärztlichen Vereinigungen (KVen), die hierfür Budgets mit den GKVen verhandeln und nach einem Honorarverteilungsmaßstab (HVM) an die einzelnen Praxen verteilen *(s. Kap. 3.3.1)*.

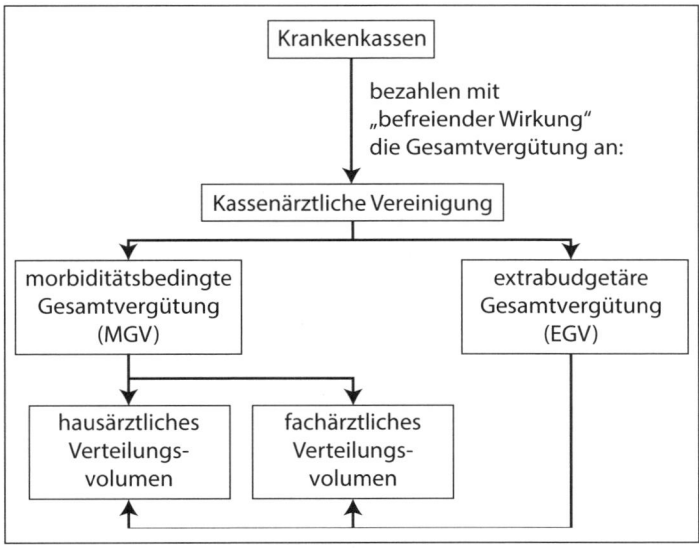

Abbildung 2: Der Honorarverteilungsmaßstab (HVM)

Selbstverwaltung und Sicherstellungsauftrag

1.2

1.2.1.1 KV-Notfalldienste[1]/KV-Bereitschaftsdienste

Um die Sicherstellung der ambulanten Versorgung für die Patienten auch außerhalb der Sprechstundenzeiten sicherzustellen, ist der KV-Notfalldienst eingerichtet. Niedergelassene Ärzte sind verpflichtet, an diesem teilzunehmen. Die Vergütung erfolgt gemäß EBM.

Eine Notfalldienstordnung legen die einzelnen KVen entsprechend der Beschlüsse ihrer Vertreterversammlungen fest.

Als Notfalldienstzeiten werden die sog. sprechstundenfreien Zeiten festgelegt. Es können spezielle gebietsärztliche Notfalldienste eingerichtet werden.

Nach der Notfalldienstordnung der Kassenärztlichen Vereinigung Baden-Württemberg (KVBW) dauert der Notfalldienst Mo–Fr von 18:00 Uhr bis zum Folgetag 8:00 Uhr. Mittwochs kann der Dienst bereits um 13:00 Uhr und freitags um 16:00 Uhr beginnen.

Wochenenddienstzeiten (incl. gesetzl. Feiertage sowie 24.12. und 31.12.) gehen von 8:00 Uhr bis 8:00 Uhr des Folgetages.

Neben der Notfallpraxis wird auch ein Fahrdienst eingerichtet, der als Hausbesuchsdienst für die Patienten gedacht ist. Teilweise werden die Bereitschaftsdienstpraxen direkt an Krankenhäusern angesiedelt.

> **Hinweis:** Die KV-Notfalldienstzentrale ist für die Patienten unter der bundeseinheitlichen und gebührenfreien Telefonnummer: 116117 ohne Vorwahl deutschlandweit zu erreichen. Die KV-Notfalldienstzentrale leitet die Anforderungen an den Sitz- und Fahrdienst weiter.

Dienstbelastung durch KV-Notfalldienste:

Die Notfalldienstordnung der KV Baden-Württemberg sieht beispielsweise vor, dass die Dienstbereiche die Anzahl von 70

---

[1] Am Beispiel der Notfalldienstverordnung der KVBW

teilnehmenden Ärzten nicht unterschreiten und eine möglichst gleichmäßige Belastung der Ärzte erreicht wird.

Dienstpflicht:

Jeder niedergelassene Arzt ist zur Teilnahme am ärztlichen Notfalldienst verpflichtet. Am allgemeinen ärztlichen Notfalldienst haben sich grundsätzlich die Ärzte aller Fachrichtungen zu beteiligen, ebenso die Medizinischen Versorgungszentren. Angestellte Ärzte in Arztpraxen/MVZ haben ebenfalls eine Teilnahmeverpflichtung.

Befreiung von der Dienstverpflichtung:

Eine Befreiung von der Dienstpflicht wird durch die KVen sehr restriktiv gehandhabt. So ist dies nur bei Ärztinnen im Falle einer Schwangerschaft oder „anderen gesundheitlichen oder vergleichbar schwerwiegenden Gründen"[2] möglich.

1.2.1.2 Ein kleiner geschichtlicher Exkurs zum Verständnis des KV-Systems

Am 15. Juni 1883 wurde das „Gesetz betreffend die Krankenversicherung der Arbeiter (KVG)" im Rahmen der Bismarck'schen Sozialgesetzgebung eingeführt. Davor standen sich Arzt und Patient als freie Partner gegenüber, die ärztliche Leistung und das dafür zu zahlende Honorar untereinander aushandelten.

Durch die Einführung des KVG wurden die gesetzlichen Krankenversicherungen errichtet, die nun Einzeldienstverträge mit den Ärzten abschlossen, um die ärztliche Behandlung ihrer Versicherten zu gewährleisten. Damit betrieben die gesetzlichen Krankenkassen ein Einkaufsmodell gegenüber den „Kassenärzten" und hieraus resultierte eine Machtposition. Dagegen wehrten sich ab 1900 die Ärzte im Leipziger Verband (später: Hartmannbund), was schließlich 1931 mit dem angeordneten Zusammenschluss der zu den Kassen zugelassenen Ärzten zu

---

[2] Notfalldienstordnung der KVBW, § 6 Abs. 1 und 2

Selbstverwaltung und Sicherstellungsauftrag
1.2

Kassenärztlichen Vereinigungen führte (Kollektivverträge). Diese erhielten den Rechtsstatus von Körperschaften des öffentlichen Rechts. Die Krankenkassen entrichteten eine nach Zahl der Mitglieder berechnete Gesamtvergütung an die KVen. Diese Gesamtvergütung wurde durch die KVen an die Kassenärzte verteilt.

Auf diesem geschichtlichen Hintergrund basiert das heute noch gültige Beziehungssystem zwischen gesetzlichen Krankenkassen, Kassenärztlichen Vereinigungen, Kassenärzten und Versicherten.

Von 1960–1977 gab es keinerlei Zulassungsbeschränkungen, was einerseits zu einem Missverhältnis von Ärzten in städtischen und ländlichen Regionen mit einer drohenden Unterversorgung auf dem Lande führte und andererseits einen Ausgabenanstieg verursachte. So setzte seit 1977 eine Kostendämpfungspolitik im Gesundheitswesen ein, die im Gesundheitsstrukturgesetz von 1993 als wesentliches Motiv die Stabilisierung der Beitragssätze durch eine Steuerung der Arztzahlen (verschärfte Bedarfsplanung und Zulassungsbegrenzungen) sowie die Bindung von Ausgaben an die Einnahmeentwicklung der GKV (Budgetierung) beinhaltete.

Seitdem greift der Gesetzgeber immer wieder „korrigierend" in das System der gesetzlichen Krankenversicherungen und der Kassenärztlichen Vereinigungen und damit indirekt in die vertragsärztliche Tätigkeit ein.

Der in § 71 SGB V formulierte Grundsatz der Beitragssatzstabilität verpflichtet Krankenkassen und Ärzte, in ihren wechselseitigen Vereinbarungen und Vergütungsordnungen das Primat der Beitragssatzstabilität zu beachten. Die Problematik der Budgetierung ist eine Folge der Bindung der Einnahmen an die Ausgaben im Gesundheitssystem.

Seit 1993 wird das Kassenarztrecht Vertragsarztrecht genannt. Daher gibt es auch keine Kassenärzte mehr, sondern nur noch Vertragsärzte.

Die Struktur des deutschen Gesundheitssystems

1.2.2 Der Gemeinsame Bundesausschuss

Den „Leistungskatalog" (die dem gesetzlich krankenversicherten Menschen zustehenden und über deren Krankenversicherungen zu vergütenden Leistungen) definiert als oberstes Entscheidungsgremium der Gemeinsame Bundesausschuss (G-BA) mit Sitz in Berlin. Dieser Gemeinsame Bundesausschuss existiert seit dem 1. Januar 2004 und wird von der Kassenärztlichen Bundesvereinigung (KBV), der Kassenzahnärztlichen Bundesvereinigung (KZBV), der Deutschen Krankenhausgesellschaft (DKG) und dem GKV-Spitzenverband gebildet. Die Rechtsaufsicht über den G-BA führt das Bundesministerium für Gesundheit (BMG).

1.2.2.1 Das Wirtschaftlichkeitsgebot im fünften Sozialgesetzbuch

In § 12 des SGB V (Wirtschaftlichkeitsgebot) wird definiert, wie die Leistungen zulasten der Krankenversicherung zu erbringen sind:

„Die Leistungen müssen ausreichend, zweckmäßig und wirtschaftlich sein; sie dürfen das Maß des Notwendigen nicht überschreiten. Leistungen, die nicht notwendig oder unwirtschaftlich sind, können Versicherte nicht beanspruchen, dürfen die Leistungserbringer nicht bewirken und die Krankenkassen nicht bewilligen" [3].

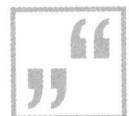

Im Normalfall werden die Leistungen der Krankenkassen als Sach- oder Dienstleistung erbracht (Sachleistungsprinzip), allerdings kann auch eine Kostenerstattung (SGB V § 13) oder Teilkostenerstattung (SGB V § 14) erfolgen.

Der Patient hat sich der Praxis als „Bezugsberechtigter" durch die Vorlage der Versichertenkarte vor Beginn der Behandlung auszuweisen.

---

[3] Zitat aus: SGB V, Stand 1. Januar 2012, § 12 Abs. 1

1.2.3 Der Zulassungsausschuss

Ob ein Arzt oder eine Ärztin an der niedergelassenen Versorgung teilnehmen darf, entscheidet der Zulassungsausschuss (ZA) der zuständigen Kassenärztlichen Vereinigung. Die Kriterien und die Vorgehensweise sind im SGB V in § 95 (Teilnahme an der vertragsärztlichen Versorgung) und § 96 (Zulassungsausschüsse) genau definiert *(s. a. Kap. 3.2)*.

Die Zulassungsausschüsse sind paritätisch mit Vertretern der Ärzte und Krankenkassen besetzt. Sie beschließen mit einfacher Stimmenmehrheit. Bei Stimmengleichheit gilt ein Antrag als abgelehnt.

Hinweis: Die ärztliche Niederlassung ist damit ein persönliches Recht, Gesundheitsdienstleistungen für Patienten zu erbringen und diese gegenüber den gesetzlichen Krankenversicherungen über den Umweg der Kassenärztlichen Vereinigungen abzurechnen.

1.2.4 Die gesetzlichen Krankenkassen

Die gesetzlichen Krankenkassen ziehen im Rahmen der sozialen Pflichtversicherung die Beiträge ihrer Mitglieder ein und leiten diese seit dem 1. Januar 2009 an den Gesundheitsfonds[4] als zentrale Geldsammelstelle weiter.

Aus dem Topf des Gesundheitsfonds werden die Finanzmittel an die gesetzlichen Krankenkassen morbiditätsorientiert und gemäß den Kriterien des Risikostrukturausgleiches verteilt. Aus diesen Zuweisungen des Gesundheitsfonds erhalten die GKVen das Geld, mit dem die Gesundheitsleistungen und die eigenen Verwaltungskosten bezahlt werden können.

Im Risikostrukturausgleich erfolgt eine Gliederung nach 80 Krankheitsentitäten und ca. 4 500 Diagnosen. Grob vereinfacht:

---

[4] Der kassenindividuelle Beitragssatz schwankte davor zwischen 13,60 % (Knappschaft) und 15,33 % (AOK).

Die Struktur des deutschen Gesundheitssystems

Je älter und kränker die Versicherten einer GKV sind, umso höhere Zuweisungen aus dem Gesundheitsfonds erhält diese.

Durch die Einführung des Gesundheitsfonds wurden die bis dahin existierenden krankenkassenindividuellen Beitragssätze durch einen bundeseinheitlichen Beitragssatz ersetzt. Die Versicherungsprämie setzt sich aus drei Komponenten zusammen:

- Versichertenanteil
- Arbeitgeberanteil
- (kassenindividueller) Zusatzbeitrag

Eine Besonderheit der gesetzlichen Krankenversicherung ist die Familienversicherung. Hier werden Familienmitglieder beitragsfrei bei pflicht- oder freiwilligversicherten Mitgliedern mitversichert.

Die Anzahl der Krankenversicherungen hat sich im Zeitraum 1970 bis 2017 (in knapp 50 Jahren) von 1 815 auf 113 reduziert.

Gliederung der gesetzlichen Krankenkassen:

Ortskrankenkassen	AOK
Betriebskrankenkassen	BKK
Innungskrankenkassen	IKK
Landwirtschaftliche Krankenkassen	LKK
Knappschaft Bahn-See	KBS
Bundesknappschaft	
Seekrankenkasse	
Verband der Ersatzkassen	VdEK – Barmer – TKK – Techniker-KK – DAK-Gesundheit – KKH – Kaufmännische KK – hkk – HandelsKK – HEK – Hanseatische KK
Ersatzkassen für Arbeiter	EKArb
Ersatzkassen für Angestellte	EKAng

Selbstverwaltung und Sicherstellungsauftrag

1.2

Im Jahr 2016 waren 55 216 462 Menschen Mitglieder einer gesetzlichen Krankenkasse (= 90 % der Versicherten) und die Einnahmen beliefen sich auf 224,35 Mrd. €, während dem Ausgaben in Höhe von 222,73 Mrd. € gegenüber standen.

Die GKV-Beitragsbemessungsgrenzen werden jedes Jahr neu festgesetzt. So bestand eine Versicherungspflicht im Jahr 2017 in einer gesetzlichen Krankenversicherung, wenn Einkommensgrenzen von jährlich 52 200,- € bzw. monatlich von 4 350,- € nicht überschritten wurden.

Der Beitragssatz betrug 2017 14,6 %. Davon entfielen je 7,3 % auf Arbeitgeber und Arbeitnehmer.

Die Krankenkassen können einen Zusatzbeitrag erheben, der allerdings nur von den Versicherten zu tragen ist. Dieser belief sich im Jahr 2017 auf durchschnittlich 1,1 %. Ziel des kassenindividuellen Zusatzbeitrages ist es, einen gewissen Wettbewerb mit Anreizen zur wirtschaftlichen Tätigkeit der gesetzlichen Krankenversicherungen zu initiieren.

Die für die ambulante Versorgung der gesetzlich krankenversicherten Bevölkerung gezahlten Geldbeträge werden als Gesamtvergütung bezeichnet. Diese wird mit „befreiender Wirkung" an die jeweiligen Länder-KVen ausgezahlt. Damit besteht seitens der GKVen keine „Nachschusspflicht". Das gesamte ambulante kollektivvertragliche Leistungsgeschehen ist damit abgegolten. Die Verteilung der Gesamtvergütung innerhalb der Kassenärztlichen Vereinigungen erfolgt gemäß dem jeweils gültigen Honorarverteilungsmaßstab.

Die Rechtsaufsicht über die gesetzlichen Krankenkassen obliegt bei „bundesunmittelbaren" Betriebs- und Innungskrankenkassen sowie für den VdEK dem Bundesversicherungsamt in Bonn, während die Ortskrankenkassen als „landesunmittelbare GKVen" den Sozialministerien der Länder als Aufsichtsbehörde unterliegen.

Die Struktur des deutschen Gesundheitssystems

Kurz & knapp

Für das deutsche Gesundheitssystem ist eine sektorale Gliederung in einen ambulanten und einen stationären Sektor prägend. Die duale Finanzierung im stationären Sektor zeichnet sich durch eine Investitionsfinanzierung über die öffentliche Hand und das Erwirtschaften der Betriebskosten mittels der DRG-Vergütungen aus. Im ambulanten Sektor ist als Abrechnungsgrundlage der EBM kennzeichnend, bei dem die Investitions- und Betriebskosten in den einzelnen Gebührenordnungspositionen einkalkuliert sind.

Die Selbstverwaltung in Form der Kassenärztlichen Vereinigungen hat die Aufgabe, für die Sicherstellung der ambulanten Versorgung der gesetzlich krankenversicherten Bevölkerung in Deutschland zu sorgen. Die Niederlassung umschreibt die individuelle Berechtigung von Ärzten, medizinische Leistungen zu erbringen und zu Lasten der gesetzlichen Krankenversicherungen abzurechnen. Die Zulassungsausschüsse entscheiden nach einem festgelegten Regelwerk darüber. Sie sind paritätisch besetzte Gremien, die sich aus Mitgliedern der KV und der GKV zusammensetzen.

Der Gemeinsame Bundesausschuss ist das oberste Gremium, welches den Leistungskatalog der gesetzlichen Krankenversicherung definiert. Der G-BA steht unter der Rechtsaufsicht des Bundesministeriums für Gesundheit.

90 % der Bevölkerung in Deutschland sind über eine gesetzliche Krankenversicherung für den Krankheitsfall pflicht- oder freiwillig versichert. Die Versicherungsprämien werden im Gesundheitsfonds gesammelt und morbiditätsorientiert den GKVen zur Verfügung gestellt. Über die von Arbeitgebern und Arbeitnehmern je zur Hälfte eingezahlten Versicherungsprämien kann die jeweilige GKV Zusatzbeiträge erheben, um ihren Leistungsverpflichtungen nachzukom-

Selbstverwaltung und Sicherstellungsauftrag

1.2

men, falls die Zuweisungen aus dem Gesundheitsfonds nicht ausreichen. Diese Zusatzprämien werden allerdings nur von den Versicherten aufgebracht.

2 Formen der ärztlichen Berufsausübung in der Niederlassung

Grundsätzlich können zwei Grundformen der ärztlichen Berufsausübung für den zugelassenen Arzt unterschieden werden:

2.1 Einzelpraxis

Das ursprüngliche Modell der niedergelassenen Versorgung. Nach der Zulassung durch den Zulassungsausschuss wird die ärztliche Tätigkeit in eigenen Praxisräumlichkeiten ausgeübt.

2.2 Kooperative Berufsausübung mit anderen niedergelassenen Ärzten

Diese wird als Berufsausübungsgemeinschaft (BAG) bezeichnet. Hier haben sich in den letzten Jahrzehnten mehrere Konstellationen ergeben:

2.2.1 Praxisgemeinschaft

Zwei oder mehr Ärzte betreiben ihre Praxen in gemeinsam genutzten Räumlichkeiten, Medizintechnik und Personal, um auf der Kostenseite Synergieeffekte zu realisieren. Die Abrechnung gegenüber der KV läuft über getrennte Abrechnungsnummern (lebenslange Arztnummer (LANR)/Betriebsstättennummer (BSNR)).
Es handelt sich um unabhängige Praxen.

2.2.2 Gemeinschaftspraxis

Zusammenschluss mehrerer Ärzte zur gemeinsamen Berufsausübung mit gemeinsamer Leistungsabrechnung gegenüber der Kassenärztlichen Vereinigung.

Aus Sicht der KV handelt es sich um *eine* Praxis mit *einer* (Honorar-) Abrechnungsnummer. Eine Gemeinschaftspraxis kann fachgleich, fachübergreifend und sogar überörtlich tätig sein. Es können sich also Ärzte unterschiedlicher Fachbereiche (Allgemeinmedizin, Innere Medizin, Chirurgie, Orthopädie, Gynäkologie …) zusammentun, wie auch KV-übergreifend tätig werden (z. B.: Praxisstandorte in unterschiedlichen KV-Bezirken oder sogar Länder-KVen betreiben).

Eine Berufsausübungsgemeinschaft kann in Form einer Gesellschaft des bürgerlichen Rechts (GbR) oder Partnerschaftsgesellschaft (Registrierung im Partnerschaftsregister notwendig) geführt werden.

2.2.3 Medizinische Versorgungszentren (MVZ)

MVZ sind nach gesetzlicher Definition (§ 95 SGB V) fachübergreifende, ärztlich geleitete Einrichtungen, die über die strukturierte Zusammenarbeit mindestens zweier Ärzte die Versorgung aus einer Hand gewährleisten sollen[5].

Mögliche Organisationsformen, wie die Rechtsform einer Personengesellschaft (GbR), einer eingetragenen Genossenschaft (eG) oder der Gesellschaft mit beschränkter Haftung (GmbH), sind möglich. Damit unterscheidet sich das MVZ von allen anderen Formen der Berufsausübungsgemeinschaft durch die Rechtsform der Kapitalgesellschaft (GmbH). (Allerdings ist zu beachten, dass auch eine MVZ-GmbH eine selbstschuldnerische Bürgschaft für Verpflichtungen gegenüber der Kassenärztlichen Vereinigung leisten muss).

Gründer eines MVZ können zugelassene Ärzte, Krankenhäuser sowie Erbringer nichtärztlicher Dialyseleistungen oder Kommunen sein. Für MVZ ist die Trennung zwischen der medizinischen (Ärztlicher Leiter) und der kaufmännischen Ebene charakteristisch.

---

[5] Mit Etablierung von MVZ wurde die Organisationsform der ehemaligen DDR-Polikliniken aufgegriffen und 2004 neu im Gesundheitssystem der Bundesrepublik etabliert.

In einem MVZ können Ärzte sowohl in eigener Niederlassung wie auch als angestellte Ärzte tätig werden.

Auch hier handelt es sich aus Sicht der KV um *eine* Praxis mit *einer* (Honorar-) Abrechnungsnummer.

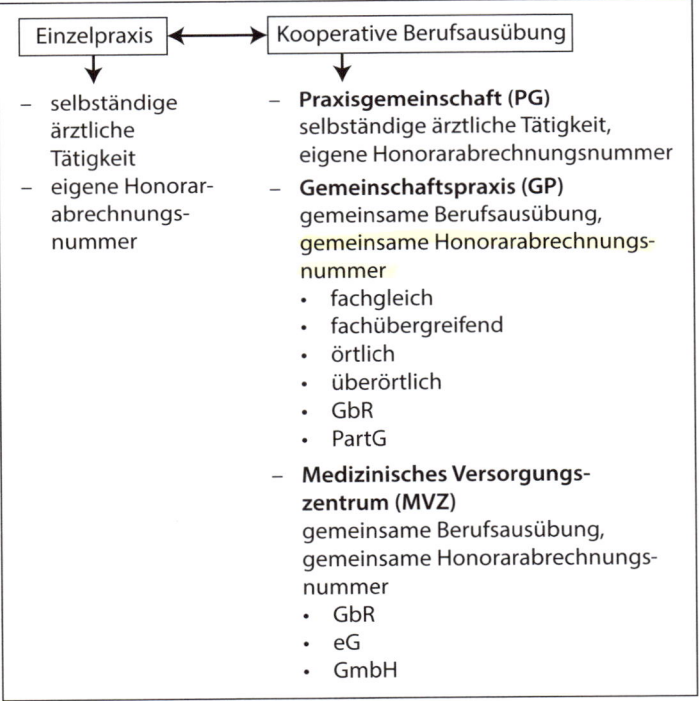

Abbildung 3: Formen der ärztlichen Berufsausübung

2.3 Vertretungsregelungen

Um den Versorgungsauftrag zu erfüllen, muss bei Abwesenheit die Patientenversorgung geregelt werden. Das kann durch einen Vertreter in der eigenen Praxis oder auch im Rahmen einer Absprache mit einer Praxis der gleichen Fachrichtung als kollegiale Vertretung geschehen.

Vertretungsregelungen

2.3

Die bundesweiten Regelungen hierzu befinden sich in der Zulassungsverordnung für Vertragsärzte (Ärzte-ZV) im Abschnitt IX in den §§ 32–33, die auf KV-Ebene ihre Ausgestaltung erfahren. Dies erfolgt in sog. „Vertreterrichtlinien" auf Beschluss der jeweiligen Vertreterversammlungen.

So werden beispielsweise bei der KVBW genehmigungsfreie Vertretungszeiten aufgrund von Urlaub, Krankheit, ärztlicher Fortbildung oder der Teilnahme an Wehrübungen von 65 Arbeitstagen im 12-Monats-Zeitraum gewährt. Vertragsärztinnen können sich bei einer Entbindung bis zu einer Dauer von 12 Monaten vertreten lassen.

Auch bei Ermächtigungen ist die Vertretungszeit auf max. 3 von 12 Monaten (= 65 Arbeitstage) begrenzt.

Anzeigepflichtig wird eine Abwesenheit, die länger als eine Woche (= 7 Kalendertage in Folge) dauert. Hier ist der Vertreter der KV namentlich anzuzeigen.

Es können jedoch auch regelmäßige Vertretungen (z. B. 1 Tag pro Woche, alle 2 Wochen) eingerichtet werden, die ebenfalls der KV anzuzeigen sind.

Gegenseitige und regelmäßige Vertretungen können auch innerhalb von Kooperationsverbünden durchgeführt werden und sind der KV bei Beginn anzuzeigen.

Von diesen genehmigungsfreien (aber anzeigepflichtigen) Vertretungen sind die Regelungen zur genehmigungspflichtigen Vertretung zu unterscheiden: Das ist der Fall, wenn die Vertretungszeit über 3 Monate (= 65 Arbeitstage) hinausgeht.

In folgenden Fällen kann eine Genehmigung für die Beschäftigung eines Vertreters erteilt werden:

- Aus- oder Weiterbildung,
- Kindererziehungszeiten bis 36 Monate,
- bis zu 6 Monate bei der Pflege eines pflegebedürftigen Angehörigen in häuslicher Umgebung.

Formen der ärztlichen Berufsausübung

Grundsätzlich soll der Vertreter derselben Arztgruppe wie der Vertretene angehören.

Wichtig sind:

- Klärung der Berufshaftpflichtversicherung,
- Qualifikationsnachweise, falls für die Abrechnung spezieller Leistungen vorausgesetzt,
- Vorlage von Approbations- und Facharzturkunde.

Abrechnungsregelungen im Vertretungsfall:

- Bei kollegialer Vertretung in eigener Praxis rechnet der Vertreter unter seiner BSNR und LANR ab.
- Bei Vertretung in der Praxis des Vertretenen rechnet dieser ab und der Vertreter erhält vom Praxisinhaber direkt ein auszuhandelndes Honorar.

Witwenquartal:

Stirbt der Vertragsarzt, kann die KV die Weiterführung der Praxis durch einen Vertreter für bis zu 2 Quartale genehmigen.

Sorgen Sie rechtzeitig für die Anzeige/Genehmigung von Vertretungen bei der zuständigen KV. Entsprechende Formulare/Meldebögen sind meist zum Download auf den Internetseiten Ihrer KV zu finden.

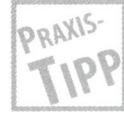

Kurz & knapp

Die niedergelassene ärztliche Tätigkeit kann als Einzelpraxis oder in verschiedenen Formen der Berufsausübungsgemeinschaften (Praxisgemeinschaft, Gemeinschaftspraxis, Medizinisches Versorgungszentrum) ausgeübt werden. Neben der Selbständigkeit können auch angestellte Beschäftigungsverhältnisse ausgeübt werden (angestellter Arzt in Gemeinschaftspraxen oder MVZ).

Die zivilrechtliche Organisation ist auf juristische Personen beschränkt (GbR, Partnerschaftsgesellschaft), nur bei

Vertretungsregelungen

2.3

der MVZ-Struktur ist zusätzlich eine Kapitalgesellschaft als GmbH formal möglich, wobei in diesem Fall die Gesellschafter eine selbstschuldnerische Bürgschaftserklärung abgeben müssen.

Um den Sicherstellungsauftrag zu erfüllen, sind im Falle einer Abwesenheit Vertretungsregelungen zu treffen und mit der zuständigen KV abzustimmen.

3 Checkliste Niederlassung

3.1 Eintragung in das Arztregister

Die Eintragung in das Arztregister ist bei der für den Wohnort zuständigen KV zu beantragen. Dies kann unabhängig von der Antragstellung auf Zulassung erfolgen. Wer zum Zeitpunkt der Antragstellung im Ausland tätig ist, kann sich in das Arztregister nach eigener Wahl eintragen lassen.

Die Arztregistereintragung ist auch Voraussetzung für die Aufnahme in die bei den KVen geführten Wartelisten. Dieser Warteslisteneintrag ist eines der Auswahlkriterien im Zusammenhang mit der Bewerbung um eine Niederlassung in gesperrten Planungsbereichen.

Die Eintragung in das Arztregister setzt voraus:

- Approbation als Arzt
- Abschluss einer allgemeinmedizinischen Weiterbildung oder
- Facharztanerkennung

Außerdem wird benötigt:

- Formantrag auf Eintragung in das Arztregister
- Geburtsurkunde
- Staatsangehörigkeitsnachweis
- lückenloser Nachweis über die ausgeübte ärztliche Tätigkeit nach bestandener ärztlicher Prüfung
- Nachweise über die Berechtigung zum Führen erworbener akademischer Grade

Achtung: Alle Unterlagen für die Eintragung in das Arztregister müssen im Original vorgelegt werden. Daher ist die Eintragung in das Arztregister rechtzeitig vorzubereiten!

Eintragung in das Arztregister

3.1

Parallel dazu kann die Suche nach einer interessanten Niederlassungsmöglichkeit begonnen werden. Dabei sollten folgende Kriterien beachtet bzw. geprüft werden:

- bei **Neugründung** einer Praxis:
  - regionale Mietpreise für Praxisräumlichkeiten
  - Investitionsbedarf ermitteln
- bei **Übernahme einer bestehenden Praxis:**
  - Angemessenheit des Praxispreises
  - Investitionsstau vorhanden?
  - Patientenbindung an den Praxisabgeber
  - Altersstruktur und Versorgungsbedarf der Patienten
  - Übereinstimmung des eigenen Leistungsprofils mit dem Anforderungsprofil
  - Einarbeitungszeit möglich?
  - Entwicklung der Patientenzahlen
  - Veränderung der fachlichen Ausrichtung sinnvoll/notwendig?
  - Zuweiserstruktur klären

> **Hinweis:** Informationen über abzugebende Praxen bzw. Niederlassungen können über die Praxisbörsen der KVen, Ausschreibungen im Bundesanzeiger, im Deutschen Ärzteblatt oder Landesärzteblättern bezogen werden.

- Markt- und Umfeldrecherche:
  - Einzugsgebiet
  - Konkurrenzsituation
  - Bedarf an der eigenen Leistungserbringung
  - Krankenhäuser und deren Leistungsspektrum
  - Vorstellung bei den niedergelassenen Kolleginnen und Kollegen sowie beim ärztlichen Kreisverband
  - Sind Kooperationen mit Krankenhäusern oder Pflegeeinrichtungen möglich?
- Überprüfung auf Erhalt von Fördermitteln:
  - Gründungszuschüsse über die Kassenärztlichen Vereinigungen

- über Kommunen
- über staatliche Einrichtungen (BAFA/Landesbanken)
• rechtzeitige Planung:
  - Kontaktaufnahme mit zuständiger KV (Praxisbörsen, Beratungsangebote, Fördermittel)
  - benötigte Nachweise/Dokumente beschaffen
  - private Lebensplanung klären/mit Familienmitgliedern abstimmen
  - Kündigungsfristen im derzeitigen Anstellungsverhältnis beachten
  - Finanzierungsplanung

3.2 Zulassung

3.2.1 Bedarfsplanung

Die bundesweite Planung der Ärzte und Psychotherapeuten erfolgt über die sog. Bedarfsplanung. Die rechtliche Grundlage dazu ist der Achte Titel des SGB V, welcher zuletzt am 1. Januar 2013 vom gemeinsamen Bundesausschuss novelliert wurde.

Hier sind die Bedarfsplanung (SGB V § 99), die Definition einer Überversorgung (SGB V § 101) sowie die daraus resultierenden Zulassungsbeschränkungen (SGB V § 103) definiert, die vorschreiben, wie in überversorgten Bereichen das Verfahren zur Nachbesetzung durchgeführt wird und welche Kriterien der Übernehmer einer Niederlassung erfüllen muss.

Hintergrund ist die von Wohnort oder Einkommen unabhängige patientennahe Versorgung als Grundanspruch der ambulanten Krankenversorgung der gesetzlich krankenversicherten Bevölkerung.

Die Bedarfsplanungsrichtlinie stellt den bundeseinheitlichen Rahmen dar, wobei auf Bundesebene grundsätzliche allgemeine Vorgaben wie Arztgruppen und Planungsbereiche definiert werden. Auf Landesebene kann der Bedarfsplan in Abstimmung zwischen Krankenkassen und KVen angepasst werden,

Zulassung
3.2

um regionalen Besonderheiten Rechnung zu tragen. Das bedeutet, dass auf Planungsbereiche, Morbidität und soziodemographische und räumliche Faktoren und infrastrukturelle Besonderheiten Rücksicht genommen werden kann. Die regionale Aufstellung des Bedarfsplans erfolgt im Einvernehmen zwischen der KV und den Landesverbänden der Krankenkassen im Landesausschuss und ist als Ergebnis eines Verhandlungskompromisses zu betrachten.

Auf lokaler Ebene steht das Instrument der Sonderbedarfszulassung *(s. u.)* auch in gesperrten Planungsbereichen als Steuerungsinstrument zur Verfügung.

Die Vorgaben des Bedarfsplanes sind für die Zulassungsausschüsse bindend.

Innerhalb der Bedarfsplanung werden vier Versorgungsebenen definiert:

- hausärztliche Versorgung
- allgemeine fachärztliche Versorgung:
  Augenärzte, Chirurgen, Frauenärzte, HNO-Ärzte, Hautärzte, Nervenärzte, Psychotherapeuten, Orthopäden, Urologen, Kinderärzte
- spezialisierte fachärztliche Versorgung:
  Fachinternisten, Anästhesisten, Radiologen, Kinder- und Jugendpsychiater
- gesonderte fachärztliche Versorgung:
  physikalische und rehabilitative Medizin, Nuklearmediziner, Strahlentherapeuten, Neurochirurgen, Humangenetiker, Laborärzte, Pathologen, Transfusionsmediziner

Die unterschiedlichen Versorgungsebenen orientieren sich an unterschiedlichen Raumplanungskategorien:

Hausärzte kleinräumig in 883 Mittelbereichen, allgemeine fachärztliche Versorgung in 372 Kreisen, spezialisierte fachärztliche Versorgung in 97 Raumordnungsregionen und gesonderte fachärztliche Versorgung im gesamten Zuständigkeitsbereich einer KV (insgesamt 17 KVen).

Checkliste Niederlassung

Die Grundlage dieser vier Raumplanungskategorien der Versorgungsebenen beruhen auf Abgrenzungen des Bundesinstituts für Bau-, Stadt- und Raumforschung (BBSR) und somit auf amtlichen Konzepten, die auch für andere Zusammenhänge der Raumplanung, wie Verkehrswegeplanung, ÖPNV-Planung und Schulplanung etc. eingesetzt werden.

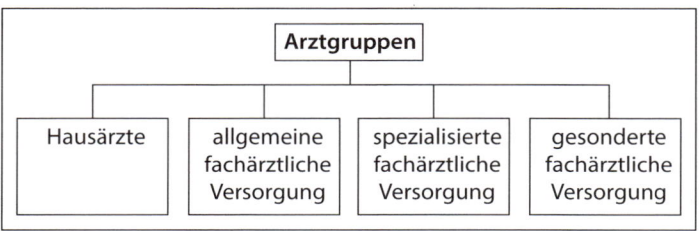

Abbildung 4: Versorgungsebenen

Verhältniszahlen stellen ein zentrales Steuerungsinstrument der Bedarfsplanung dar. So kann die Soll- mit der Ist-Versorgung abgeglichen und Unter- oder Überversorgung festgestellt werden.

Unterversorgung:
Unterschreitung der Verhältniszahl:

- bei Hausärzten um 25 %
- bei Fachärzten um 50 % (allgemeine und spezialisierte fachärztliche Versorgung)

Bei Feststellung einer Unterversorgung können Förderinstrumente, wie u. a. Maßnahmen des Strukturfonds, Vergütungs- und Niederlassungsanreize, eingesetzt werden. Zusätzlich kann noch die drohende Unterversorgung festgestellt und damit Fördermöglichkeiten aktiviert werden.

Das Problem der Unterversorgung wird in den kommenden Jahren besonders den Bereich der hausärztlichen Versorgung in ländlichen Bereichen betreffen, was auch an der Altersstruktur der jetzigen Praxisinhaber, der sich verändernden Morbidität der Bevölkerung sowie der Zunahme des durchschnittlichen Lebensalters liegt.

Überversorgung:
Wird die allgemeine Verhältniszahl für eine Arztgruppe im Planungsbereich um 10 % überschritten, so besteht definitionsgemäß eine Überversorgung.

3.2.2 Sonderbedarfszulassung

Grundsätzlich stellt die Sonderbedarfszulassung eine weitere Steuerungsmöglichkeit der Bedarfsplanung auf der Ebene der Zulassung einzelner Ärzte dar.

Der zuständige Zulassungsausschuss entscheidet über Sonderbedarfszulassungen auf der Grundlage des Einzelfalls. Die rechtliche Grundlage findet sich in § 101 Abs. 1 Nr. 3 des SGB V: Sonderbedarf ist zu gewähren,

"soweit dies für die Gewährleistung der vertragsärztlichen Versorgung in einem Versorgungsbereich unerlässlich (ist)."

Mit dem Versorgungsstrukturgesetz wurden auch die diesbezüglichen Regelungen in §§ 36 ff. der Bedarfsplanungsrichtlinie[6] überarbeitet (Inkrafttreten: Juli 2013).

So erfolgt eine Abgrenzung zwischen lokalem (unzureichende Versorgungslage regional) und qualifikationsgebundenem (besondere Qualifikation des antragstellenden Arztes) Sonderbedarf.

Es wird ein entsprechendes Prüfverfahren durch den Zulassungsausschuss durchgeführt, bei dem in einem ersten Schritt die Bewertung der Versorgungslage in der Region und folgende Überprüfungen sog. „Mindestkriterien" durchgeführt werden:

---

[6] https://www.g-ba.de/institution/themenschwerpunkte/bedarfsplanung/richtlinie/

- strukturelle Mindestbedingungen (Mittelzentrum/Oberzentrum)
- ausreichend Patienten
- Auswirkungen auf bestehende Versorgungsstrukturen

Daneben legen die Zulassungsausschüsse bei der Prüfung auch Wert auf

- den lokalen Versorgungsbedarf
- einen dauerhaft bestehenden Versorgungsbedarf
- und die Ermöglichung einer wirtschaftlich tragfähigen Praxistätigkeit

> Bei der Sonderbedarfszulassung handelt es sich um eine ausnahmsweise Besetzung eines zusätzlichen Vertragsarztsitzes aus Sicherstellungsgründen, z. B. bei einem lokalen Versorgungsbedarf, einem besonderen qualitativen Versorgungsbedarf, z. B. einer Dialyseversorgung.

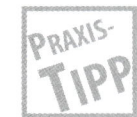

3.2.3 Ermächtigung

Um Versorgungsdefizite zu beheben, kann auch eine Ermächtigung zur Teilnahme an der vertragsärztlichen Versorgung nach § 116 SGB V erteilt werden,

„soweit und solange eine ausreichende ärztliche Versorgung der Versicherten ohne die besonderen Untersuchungs- und Behandlungsmethoden oder Kenntnisse von hierfür geeigneten Ärzten ... nicht sichergestellt wird."

Meistens sind Ermächtigungen zeitlich (zwei Jahre), räumlich (bezogen auf einen Ort) und in ihrem Umfang (bezogen auf bestimmte Leistungen) beschränkt und werden von Krankenhäusern oder Pflege- bzw. Rehabilitationseinrichtungen für deren Ärzte genutzt.

3.2.4 Antrag auf Zulassung

Zur Beantragung einer Niederlassung benötigt der Bewerber

- den Nachweis des Eintrages in das Arztregister,
- Nachweis der entsprechenden Facharzt- bzw. Psychotherapeuten-Qualifikation
- ein formloses Bewerbungsschreiben
- einen Lebenslauf
- einen (kostenpflichtigen) Antrag auf Zulassung

Bei einer Praxisabgabe in gesperrten Bereichen (Nachbesetzungsverfahren) wird anhand der eingehenden Bewerbungen eine Bewerberliste erstellt, die sowohl dem zuständigen Zulassungsausschuss wie auch dem Praxisabgeber zugestellt wird.

Kriterien sind

- berufliche Eignung
- Approbationsalter
- bisherige ärztliche Tätigkeitsdauer
- Vorliegen einer Privilegierung (z. B. Ehegatte, Lebenspartner, Kind, Praxispartner oder angestellter Arzt des Abgebenden)

Wenn mehr als ein Bewerber den Antrag auf Zulassung stellt, hat der Zulassungsausschuss den geeignetsten Kandidaten auszuwählen.

„Seit 01.01.2013 hat der Zulassungsausschuss auf Antrag zunächst zu prüfen, ob ein Nachbesetzungsverfahren überhaupt durchgeführt werden soll. Er kann den Antrag ablehnen, wenn die Nachbesetzung aus Versorgungsgründen nicht erforderlich ist. Seit Inkrafttreten des GKV-Versorgungsstärkungsgesetzes am 23.07.2015 gilt zudem: Hat der Landesausschuss festgestellt, dass der Versorgungsgrad im betreffenden Planungsbereich 140 % oder höher ist, soll der Zulassungsausschuss in diesem Fall den Antrag ablehnen."[7]

---

[7] KVB: Allgemeine Informationen zum Thema: Praxisabgabe in gesperrten Planungsbereichen (Nachbesetzungsverfahren) Stand: 24. Mai 2017

> Die Kassenärztlichen Vereinigungen halten ein umfassendes Informations- und Beratungsangebot bereit.

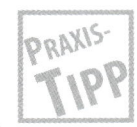

PRAXIS-TIPP

3.3 Die Systematik der Honorarverteilung durch die Kassenärztlichen Vereinigungen

KVen und GKVen vereinbaren das Volumen des an die Vertragsärzte zu verteilenden Honorars. Diese Gesamtvergütung erhalten die KVen durch die gesetzlichen Krankenversicherungen mit sog. „befreiender Wirkung" ausbezahlt. Befreiende Wirkung bedeutet in diesem Zusammenhang, dass nach Bezahlung keine Nachschusspflichten für die GKVen mehr bestehen. Die Verteilung an die Ärzte wird über den Honorarverteilungsmaßstab KV-intern geregelt.

3.3.1 Honorarverteilungsmaßstab

Dieses Honorarvolumen verteilen die Kassenärztlichen Vereinigungen nach einem Honorarverteilungsmaßstab, in dem eine Aufteilung nach einem hausärztlichen und einem fachärztlichen Verteilungsvolumen erfolgt.

Innerhalb dieser Bereiche gibt es ==budgetierte Bereiche, bestehend aus Regelleistungsvolumen (RLV), qualifikationsgebundenen Zusatzvolumina (QZV) und sog. „freien Leistungen" (FL)== sowie einem Bereich, der außerhalb der morbiditätsorientierten Gesamtvergütung (und damit nichtbudgetiert) ausgeschüttet wird (wie ==Prävention,== ambulantes Operieren, Dialyse Kostenpauschalen, ==DMP,== Substitution, Vergütung von nichtärztlichen Praxisassistenten, Sozialpädiatrie, ASV, regional vergütete Leistungen, Selektivverträge, Strahlentherapie usw.).

Auf der fachärztlichen Schiene werden wiederum sog. „Fachgruppentöpfe" gebildet.

3.3.2 Regelleistungsvolumen

Das arzt- bzw. praxisbezogene Regelleistungsvolumen (RLV) dient zur Mengensteuerung in der vertragsärztlichen Versorgung. Es definiert die Obergrenze der Leistungsmenge, die ein Vertragsarzt an Leistungen erbringen und abrechnen kann.

Wenn das Regelleistungsvolumen überschritten wird, kommt es wertmäßig zu einer drastischen Abstaffelung der Vergütung. Die Überschreitungsgrenzen sind je nach KV unterschiedlich (z. B.: KV Bayern 150 %, KV Baden-Württemberg 200 %).

Fallzahlzuwachsbegrenzung im Regelleistungsvolumen:
Wenn im aktuellen Quartal die von der gesamten Fachgruppe abgerechneten RLV-Fallzahlen um mehr als 3 % gegenüber dem Vorjahresquartal angestiegen sind, kommt es zur sog. Fallzahlzuwachsbegrenzung.

Liegt in einer Fachgruppe die RLV-Fallzahlzunahme über 3 %, trifft eine individuelle Fallzahlzuwachsbegrenzung (nur) denjenigen Arzt dieser Fachgruppe, der eine RLV-Fallzahlzunahme von mehr als 3 % hat.

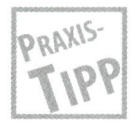

> **PRAXIS-TIPP**
>
> Daher ist es sinnvoll, die Entwicklung der Ausnutzung des Regelleistungsvolumens während des laufenden Quartals im Blick zu behalten, da sich bei Überschreitung das Honorar pro Leistung drastisch verringert, die Kosten für die erbrachten medizinischen Leistungen jedoch gleich bleiben.

3.3.3 Plausibilitätsprüfungen

Eine ungehemmte Leistungsausweitung der Praxis im EBM-Bereich sollte auch aufgrund der Plausibilitätsprüfungen der Kassenärztlichen Vereinigungen kritisch betrachtet werden.

Durch die Erstellung von Tages- und Quartalsprofilen mittels Prüfzeiten ist die KV in der Lage, Ungereimtheiten in der

Abrechnung zu vermuten und ggf. zu ahnden. Da jede EBM-Leistung mit einem Zeitfaktor hinterlegt ist, können Zeitprofile anhand der angesetzten EBM-Leistungen erstellt werden. Leider wird dies nicht im Honorarbescheid ausgewiesen, sondern muss über die Praxissoftware überwacht werden.

Aus der Summe aller Zeiten der pro Arzt abgerechneten Leistungen kann ein Tages- oder auch Quartalsprofil errechnet werden. Überschreitet der Arzt mit diesen Profilen bestimmte Zeitobergrenzen, gilt er als „auffällig". Auffälligkeit bedeutet: An mindestens drei Tagen im Quartal mehr als zwölf Stunden oder im Quartalszeitprofil mehr als 780 Stunden (= 46 800 Minuten) wurden errechnet.

Das Überschreiten der Quartalsobergrenze bedeutet nicht automatisch eine Kürzung der überschüssig abgerechneten Leistungen. Es handelt sich vielmehr um ein Aufgreifkriterium zur Durchführung einer Plausibilitätsprüfung.

3.3.4 Das ärztliche Honorar

Die Vergütung der erbrachten ärztlichen Leistung im Rahmen der Niederlassung erfolgt im vierteljährlichen (quartalsweisen) Rhythmus. So haben die Praxen die erbrachten Abrechnungsziffern am Anfang des Folgequartals an die KV elektronisch zu übermitteln. Die KV überprüft die eingereichten Ziffern und erstellt daraufhin einen Honorarbescheid. In diesem wird die Zusammenstellung des Honorars nach Arzt- und Betriebsstätten gegliedert aufgelistet.

Um die Liquidität der Praxis im laufenden Quartal zu erhalten, bekommen die Praxen Abschlagszahlungen, die sich entweder nach dem Leistungsvolumen des Vergleichsquartals im Vorjahr oder bei Neugründungen nach Durchschnittswerten der Fachgruppe orientieren. Im Honorarbescheid werden vom Gesamthonorar die erhaltenen Abschlagszahlungen abgezogen und ggf. ein Restbetrag als sog. Restzahlung auf das Praxiskonto überwiesen.

Die Systematik der Honorarverteilung

3.3

Der Honorarbescheid ist eine sehr differenzierte Darstellung des Leistungsgeschehens einer Praxis.

Die Honorarauswertungen unterscheiden sich von KV zu KV, so dass hier nur eine grobe Darstellung möglich ist.

In der Zusammenfassung der Honorarzusammenstellung werden die Behandlungsfälle nach Kostenträgern (Ersatzkassen, Primärkassen, sonstigen Kostenträgern) und deren Honoraranteile aufgelistet. Die Honorarzusammenstellung nach Leistungsarten differenziert das Honorar nach den im Honorarverteilungsmaßstab der jeweiligen KV hinterlegten Verteilungsschlüsseln:

- ==Regelleistungsvolumen (RLV/QZV)== und deren Über- bzw. Unterschreitung
- Laborleistungen
- pauschale Vergütungen (z. B. Pauschale für fachärztliche Grundvergütung)
- Kostenpauschalen
- freie Leistungen
- Einzelleistungsvergütungen

Sind mehrere Ärzte in der Praxis tätig, erfolgt diese Auswertung im Folgenden für jede lebenslange Arztnummer (LANR).

In der Zusammenstellung GKV-Honorar je Gebührenordnungsposition (GOP) werden die GOPs und deren in Ansatz gebrachte Häufigkeiten aufgelistet.

Es erfolgt auch eine Ermittlung der Obergrenzen für das Regelleistungsvolumen (RLV) und qualifikationsbedingte Zusatzvolumen (QZV).

Achtung: Wichtig ist die detaillierte Auseinandersetzung mit dem Honorarbescheid und seiner Anlagen.

In einer Richtigstellungsmitteilung werden die seitens der KV durchgeführten Korrekturen an der eingereichten Leistungsanforderung der Praxis erläutert und auf den einzelnen Patienten heruntergebrochen. Eine eingehende Durchsicht dieser Unterlagen lässt Rückschlüsse auf Fehler in der Leistungserfassung zu. Eine Praxis hat mit Zugang der Richtigstellungsmitteilung 30 Tage Zeit, diese zu prüfen und ggf. Widerspruch (kostenpflichtig!) einzulegen, während die KV 16 Quartale (= 4 Jahre!) rückwirkend prüfen kann.

3.3.5 Wie kommt die morbiditätsbedingte Gesamtvergütung zustande?

Die Landesverbände der Krankenkassen und die Kassenärztlichen Vereinigungen vereinbaren die Höhe der Gesamtvergütung in einem Kollektivvertrag. Die Verteilung dieser Gesamtvergütung an die Vertragsärzte einer KV erfolgt durch den von den KVen im Benehmen mit den Krankenkassen festgelegten Honorarverteilungsmaßstab (HVM).

Zunächst wird auf der Ebene der KV-Bezirke der Behandlungsbedarf ermittelt. Dieser ergibt sich aus dem Volumen des in Punktzahlen bemessenen Leistungsvolumens des Vorjahres, das bei einer Veränderung der Versichertenzahl beziehungsweise -struktur angehoben oder gesenkt werden kann. Mangels anderer valider Indikatoren dient dabei die Altersstruktur als Anhaltspunkt für die Morbiditätsstruktur.

Die Bewertung dieses Behandlungsbedarfs erfolgt auf Basis des Einheitlichen Bewertungsmaßstabs (EBM), der vom Bewertungsausschuss festgelegt wird (Gremium aus der Kassenärztlichen Bundesvereinigung und dem GKV-Spitzenverband).

Im EBM werden für definierte Leistungen Punktzahlen festgelegt, die ihren relativen Wert zueinander repräsentieren. Aus

Die Systematik der Honorarverteilung

3.3

der Multiplikation der erwarteten Behandlungsleistungen mit deren Punktzahlen ergibt sich das die gesamten Leistungen erfassende Punktzahlvolumen. Dieses wird anschließend in Euro bewertet. Dafür werden bundeseinheitliche Orientierungswerte festgelegt, die die Grundlage für Verhandlungen auf Landesebene bilden, wo dann der regional geltende Punktwert durch Zu- und Abschläge in festen Euro-Beträgen vereinbart wird. Dabei gilt zur Mengenbegrenzung ein arztgruppenspezifisches Regelleistungsvolumen (RLV). Überschreiten Ärzte die durch das RLV vorgegebenen Grenzen, kann eine Punktwertabsenkung die Folge sein. Allerdings hat eine über das RLV hinausgehende Fallzahl Auswirkungen auf das RLV des Folgejahres, das sich dann entsprechend erhöht. Auf diese Weise entsteht ein Anreiz hin zur Ausweitung des Patientenstammes, nicht aber zur Ausweitung der Leistungsmenge pro Patient.

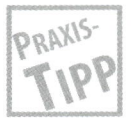

> **PRAXIS-TIPP**
>
> Beratungsangebote der Kassenärztlichen Vereinigungen nutzen!
>
> Die einzelnen KVen bieten für niederlassungswillige Ärztinnen und Ärzte umfangreiche und sehr kompetente Beratungsangebote für alle Fragen der Abrechnung an. Nutzen Sie diese Möglichkeiten! So bietet beispielsweise die KV Bayern spezielle Patenschaften in der Abrechnungsberatung an. Hier ist ein persönlicher Ansprechpartner seitens der KVB für Praxisneugründer erreichbar, der bei der Auswertung des Honorarbescheides bis hin zum richtigen Ansatz von Abrechnungsziffern hilft und die Praxisbesonderheiten kennt.

3.3.6 Kooperationsgrad Arztpraxen

Berufsausübungsgemeinschaften erhalten einen Zuschlag in Abhängigkeit vom Kooperationsgrad auf das Praxis-RLV, soweit diese einen Kooperationsgrad von mindestens 10 % erreichen. Die Zuschläge werden pauschal in 5 %-Schritten erhöht. Eine Steigerung des Zuschlags ist bis zur Höhe der Obergrenze von maximal 40 % möglich.

Diese Maßnahme soll die ärztliche Kooperation in ärztlichen Berufsausübungsgemeinschaften finanziell unterstützen.

Berechnung:

$$\text{Kooperationsgrad in \%} = \left(\frac{\text{Summe Arztfälle im Vorjahresquartal}}{\text{Summe Behandlungsfälle im Vorjahresquartal}} - 1\right) \times 100$$

Bei einer Einzelpraxis ist der Arztfall gleichbedeutend mit dem Behandlungsfall.

Der Behandlungsfall wird definiert als die Behandlung bei einem Patienten in einem Quartal in der gleichen Praxis (unabhängig ob in Hauptbetriebs- oder Nebenbetriebsstätte) in Zusammenhang mit einer oder mehreren Erkrankungen.

Der Arztfall hat die gleiche Definition, allerdings mit dem Zusatz: durch denselben Arzt.

3.4 Leistungen außerhalb der KV

Aufgrund der Daten des ZIPP (Zentralinstitut für die kassenärztliche Versorgung-Praxis-Panel) wurden im Jahr 2015 ca. 60 % des Praxisumsatzes im Durchschnitt durch Leistungen, die über die KVen abgerechnet wurden, erbracht. Das bedeutet im Umkehrschluss, dass ca. 40 % des Praxisumsatzes aus anderen Quellen stammt, wie über die Gebührenordnung für Ärzte (GOÄ) abgerechnete Leistungen und berufsgenossenschaftliche Behandlungen (Abrechnung über die Gebührenordnung der Unfallversicherungsträger = UV-GOÄ) sowie aus Individuellen Gesundheitsleistungen (IGeL), sonstigen Selbstzahlerleistungen (Atteste) sowie Schulungsmaßnahmen oder Vergütungen durch Kooperationen mit Dritten (Krankenhäuser, Gerätenutzung).

Auch für diesen Anteil am Praxisumsatz ist die Etablierung einer effektiven Leistungserfassung und vor allem Leistungsabrechnung notwendig.

Leistungen außerhalb der KV

3.4

Dies kann über die Praxisverwaltungs-Software (PVS) und eigenes Personal oder über die Vergabe an einen externen Dienstleister erfolgen. Für den Bereich der GOÄ, UV-GOÄ und Gebührenordnung der Zahnärzte (GOZ) gibt es eine Vielzahl von Anbietern auf dem Markt, von kleinen „Ein-Mann/Frau-Firmen" bis hin zu etablierten Privatabrechnungs-Unternehmen, die nicht nur die Erstellung der Abrechnung, sondern auch die Abwicklung des Zahlungsverkehrs mit dem Patienten bis zur Durchführung gerichtlicher Mahnverfahren und Liquiditätsgarantien ermöglichen.

Das kann bis zu einem echten Factoring der privatärztlichen Leistungen gehen, bei dem von der Rechnungserstellung über die Buchung der Zahlungseingänge, des Inkassos bis zu Vorfinanzierungsleistungen, Honorarüberweisungen auf das Praxiskonto und die Kommunikation mit dem Patienten ein „Rundum-Sorglos-Paket" geschnürt wird.

Finanziert werden diese Leistungen durch prozentuale Anteile an der privatärztlichen Abrechnungssumme. Auch hier gilt: Je höher der Leistungsumfang, desto teurer.

Ob sich die Vergabe der Abrechnung von Selbstzahlerleistungen an eine externe Firma „lohnt", hängt davon ab, welche fachlichen Kompetenzen und „Manpower" in der eigenen Praxis vorhanden sind. Gerade die Kommunikation mit Patienten zu Selbstzahlerleistungen kann erhebliche Ressourcen binden und unerfreulich sein. Auch eine laufende Fortbildung der mit der Privatabrechnung betrauten Mitarbeiterinnen ist sicherzustellen, um diese fehlerfrei und optimal erbringen zu können.

Kurz & knapp

Die Erteilung von Zulassungen wird im Rahmen der Bedarfsplanung gesteuert. Damit ist in bestimmten Bereichen und Fachgebieten nur die Übernahme einer bestehenden Niederlassung möglich, da ansonsten eine Überversorgung eintritt.

Je nach Fachgruppe werden unterschiedliche Einzugsgebiete definiert.

Bei einem besonderen Behandlungsbedarf oder fehlender Expertise können über den Weg der Ermächtigung bzw. der Sonderbedarfszulassungen auch in gesperrten Bereichen Niederlassungen ermöglicht werden.

Das im Bereich einer Kassenärztlichen Vereinigung zur Verfügung stehende Finanzvolumen wird als Gesamtvergütung bezeichnet. Der Verteilungsschlüssel auf KV-Ebene für diese Gesamtvergütung ist der sog. Honorarverteilungsmaßstab (HVM). Dieser gliedert sich in einen budgetierten Vergütungsanteil (= morbiditätsbedingte Gesamtvergütung, MGV) und einen extrabudgetären Anteil (= extrabudgetäre Gesamtvergütung, EGV). Nach Abzug von Anteilen für Laborleistungen und den organisierten Notfalldienst wird die MGV in ein hausärztliches und ein fachärztliches Verteilungsvolumen aufgeteilt. So setzt sich das ärztliche Honorar aus dem jeweiligen budgetierten haus- oder fachärztlichen Anteil, der extrabudgetären Leistungen und Laborleistungen und den Leistungen aus dem organisierten Notfalldienst zusammen.

Für „Neueinsteiger" eine komplexe und verwirrende Systematik. Jedoch halten die KVen sowohl im Bereich der Praxisgründung wie auch im Bereich der Beratung bei der ärztlichen Leistungsabrechnung umfassende Beratungsangebote vor.

4 Betriebswirtschaft in der Praxis oder: Die Arztpraxis als Unternehmen

Zum Ziel der Niederlassung gehört, neben der freiberuflichen Ausübung der ärztlichen Kunst, sicher auch der wirtschaftliche Erfolg.

Über die Praxis soll der gewohnte Lebensstandard weiterhin ermöglicht und darüber hinaus eine Rendite für das für die Praxisgründung eingesetzte Kapital erwirtschaftet werden.

Die bisher eingegangenen Verpflichtungen im finanziellen Bereich, wie adäquate Wohnung (Miete, bzw. Finanzierung von Eigentum), Familie, Fahrzeuge, Urlaubsreisen und Hobbys sollten weiterhin uneingeschränkt bedient werden können.

4.1 Pro und Contra: Niederlassung

Gründe für die Niederlassung können sein:

- hohes Sozialprestige
- eigenständige und unabhängige Existenz auf hohem Niveau
- eigenverantwortliches medizinisches Handeln
- selbstgestaltetes Arbeitsumfeld ohne vorgegebene hierarchische Strukturen
- Ausübung eines anspruchsvollen Berufs
- keine fremdbestimmten Arbeitsabläufe durch einen Klinikdienstplan
- überdurchschnittliches Einkommen
- Wechsel vom Angestelltendasein in das Unternehmertum

Argumente gegen eine Niederlassung:

- Einzelkämpferdasein
- hohe Arbeitszeitbelastung von durchschnittlich mehr als 50 Stunden pro Woche

Pro und Contra: Niederlassung

4.1

- unklare Gewinnsituation durch Budgetierung und Regressdrohungen
- finanzielle Risiken
- Zwangsmitgliedschaft in einer Kassenärztlichen Vereinigung und verpflichtendes Handeln nach deren Regelwerk
- Wechsel vom Angestelltendasein in das „freie" Unternehmertum

So tauchen langjährig als Angestellte tätige Ärzte in eine neue und weitgehend unbekannte Welt der Selbständigkeit im System der Kassenärztlichen Vereinigungen ein.

War vorher eine monatliche Gehaltszahlung mit einer genauen Lohnabrechnung das gewohnte Verfahren, bei dem unabhängig von der tatsächlich erbrachten Arbeitsleistung (z. B. bei Abwesenheit vom Arbeitsplatz durch Krankheit oder Fortbildung) das Gehalt (mit einem möglicherweise 13. Monatsgehalt) nach Abzug der Sozialabgaben zu einem festen monatlichen Termin auf das Konto überwiesen wurde, so ändert sich das mit der Niederlassung radikal.

Ab dem Zeitpunkt der Niederlassung werden Privatentnahmen vorgenommen, die einer vorgezogenen Gewinnentnahme entsprechen. Da erst nach Abschluss des Geschäftsjahres klar ist, wie hoch der tatsächlich erwirtschaftete Gewinn ist, beruht die Höhe der möglichen monatlichen Privatentnahme auf Annahmen und kann sich stark auf die Liquidität des Unternehmens auswirken.

Damit hängt vieles vom „Geschäftsverlauf" ab. So sind in Quartalen mit vielen gesetzlichen Feiertagen weniger Arbeitstage in der Praxis möglich, in denen abrechenbare Leistungen erbracht werden können, als dies in Quartalen mit wenigen Feiertagen der Fall ist.

Allerdings fallen in diesen Zeiten die fixen Praxiskosten in unveränderter Höhe an (Mieten, Nebenkosten, Versicherungen, Personalkosten).

Besonders in einer Einzelpraxis machen sich auch längere Urlaubszeiten oder krankheits- bzw. fortbildungsbedingte Ausfallzeiten beim Umsatz bemerkbar.

Um festzustellen, ob sich eine Praxis „lohnt" und wie hoch die monatliche Privatentnahme kalkuliert werden kann, wird in einem Geschäftsplan (neudeutsch: Businessplan) mit angenommenen oder aus Vergleichen gewonnenen Zahlen eine Plankalkulation erstellt.

Damit wird versucht zu klären, ob über einen längeren Zeitraum (z. B. 3–5 Jahre) bei den angenommenen Einnahmen abzüglich der kalkulierten Ausgaben unter dem Strich noch genügend übrig bleibt, um den gewohnten Lebensstandard zu halten und die Investitionen sich auszahlen.

> **Achtung:** Die eingesetzte Arbeitsleistung und die finanziellen Investitionen müssen sich rentieren! In diesen Punkten unterscheidet sich die Arztpraxis nicht von einem Unternehmen in der Wirtschaft. Allerdings bewegt sich der niedergelassene Arzt mit seiner Praxis nicht auf einem freien Markt, in dem Angebot und Nachfrage den Preis der (ärztlichen) Dienstleistung festlegen.

Daher ist die Niederlassung möglichst exakt zu planen und setzt eine intensive Beschäftigung mit den betriebswirtschaftlichen und rechtlichen Rahmenbedingungen sowie ein gewisses Grundverständnis für die Praxisführung voraus.

Wichtig ist bei diesem durch Eigeninitiative anzueignenden Grundlagenwissen vor allem die eigene Kernkompetenz – das Arzt-Sein – im Blick zu behalten. Ohne eine kompetente und vor allem möglichst neutrale Beratung ist dies eine echte Herausforderung.

Die Kassenärztlichen Vereinigungen und berufsständischen Organisationen bieten vielfältige Beratungs- und Unterstützungsangebote an, die von Niederlassungswilligen und bereits niedergelassenen Ärzten genutzt werden können.

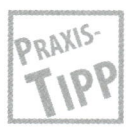

PRAXIS-TIPP

Eine sorgfältige Planung mit guter Beratung minimiert das resultierende wirtschaftliche und persönliche Risiko.

4.2 Die Einkommenssituation einer Arztpraxis

Die Einnahmen einer Arztpraxis können sich aus folgenden Leistungen zusammensetzen:

- die Behandlung gesetzlich krankenversicherter Patienten (KV-Einnahmen – durch „Zulassung" ermöglicht); hierbei handelt es sich um den größten Einnahmeblock im Bereich von ca. 70 % des Umsatzes einer Praxis
- die Behandlung privat krankenversicherter Patienten (Privat-Einnahmen); etwa 10 % der bundesdeutschen Bevölkerung sind privatversichert
- die Behandlung von Selbstzahlern und die Erbringung von Individuellen Gesundheitsleistungen (IGeL); dieser Bereich wird in der öffentlichen Wahrnehmung oft kontrovers betrachtet
- Gutachten für Berufsgenossenschaften, Kranken- und Pflegeversicherungen usw.
- betriebsärztliche Tätigkeit (bei Vorliegen einer entsprechenden Fachkunde)
- Honorare für Patientenschulungen oder Vorträge
- Einnahmen aus Kooperationen (Anstellung am Krankenhaus, Nutzungsentgelte aus Überlassung von Infrastruktur, Geräten, Flächen usw. für die Leistungserbringung durch Dritte)

Erfahrungsgemäß sind die Haupteinnahmequellen einer Praxis durch die KV-Einnahmen und die Privateinnahmen bedingt.

Betriebswirtschaft in der Praxis

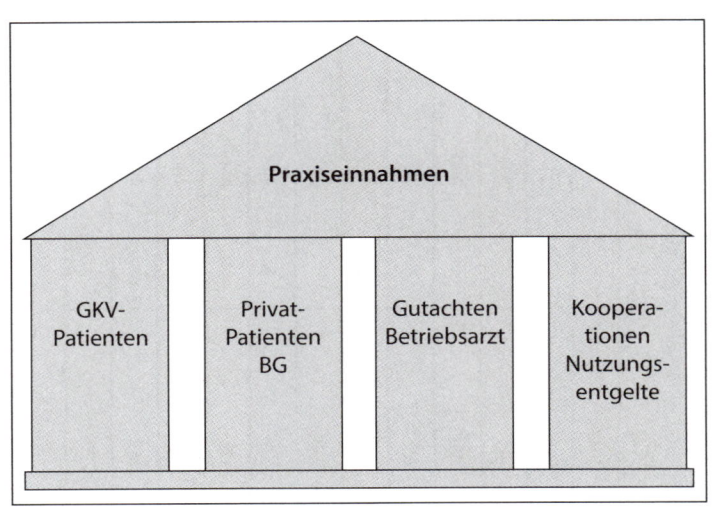

4

```
                    Praxiseinnahmen

  GKV-         Privat-        Gutachten      Koopera-
Patienten    Patienten       Betriebsarzt     tionen
                BG                          Nutzungs-
                                             entgelte
```

Abbildung 5: Einnahmesituation Arztpraxis – das „Mehrsäulenmodell"

Folgende Ausgaben fallen in der Regel in einer Arztpraxis an:

- Personalkosten
- Mieten zzgl. Nebenkosten
- Materialverbrauch
- Kfz-Kosten
- eingekaufte Serviceleistungen (Reinigung, Steuerberatung, Lohnbuchhaltung, Privatabrechnung, Wartung, sicherheitstechnische Kontrollen …)
- Finanzierungskosten
- Steuern
- Ersatzbeschaffungen (ggf. Leasingkosten für Geräte)?
- Versicherungen?

Als die größten Ausgabenblöcke sind Personalkosten und Mieten anzusehen.

Die Einkommenssituation einer Arztpraxis

4.2

Tabelle 2: Zahlen – Daten – Fakten zur Einkommenssituation in der Niederlassung (in Tausend Euro im Jahr 2015; Quelle: DESTATIS)

Fachrichtung	Einnahmen je Praxis	Aufwendungen je Praxis	Reinertrag je Praxis
Allgemeinmedizin	405	178	227
Internisten	583	301	282
Frauenheilkunde	415	198	217
Kinderheilkunde	427	199	228
Augenheilkunde	728	358	370
HNO	424	201	223
Orthopädie	669	358	311
Chirurgie, MKG, Neurochirurgie	611	330	281
Dermatologie	543	259	284
Radiologie u. NUK	2343	1493	850
Neuro/Psych	324	144	180
Urologie	564	262	302
insgesamt	569	296	273

Diese Tabelle berücksichtigt alle Praxisformen mit Ausnahme der MVZ

Aus einer Erhebung des Statistischen Bundesamtes aus dem Jahr 2017[8] für den Betrachtungszeitraum 2015 geht die in *Tabelle 2* dargestellte Einkommenssituation in deutschen Arztpraxen im Jahr 2015 hervor.

Achtung: Reinertrag bedeutet nicht verfügbares Einkommen!

Die Ertragssituation ist somit auch von der Fachrichtung abhängig. Aus der detaillierten Analyse nach Praxisformen ergeben sich folgende durchschnittliche Zahlen für Einzelpraxen:

Insgesamt gab es zum Zeitpunkt der Erhebung 53 701 Einzelpraxen.

- Einnahmen: 375 T €
- Aufwendungen: 184 T €
- Reinertrag: 191 T€

Die Zusammensetzung der Einnahmenstruktur entsprach dabei:

- 69 % GKV
- 28 % PKV
- 3 % sonstige selbständige ärztliche Tätigkeit

Dabei ist zu berücksichtigen, dass nur 10 % der Patienten privat krankenversichert sind. 90 % sind über die gesetzlichen Krankenversicherungen (GKV) pflichtversichert.

Das vom Zentralinstitut für die kassenärztliche Versorgung in Deutschland herausgegebene Zi-Praxis-Panel (https://www.zi-pp.de/) kommt für den Betrachtungszeitraum 2009–2011 zu dem Ergebnis, dass der Jahresüberschuss im Jahr 2011 (Gesamteinnahmen minus Gesamtbetriebskosten) bei durchschnittlich 145 100 € je Praxisinhaber lag.

---

[8] Statistisches Bundesamt Fachserie 2 Reihe 1.6.1, Unternehmen und Arbeitsstätten, Kostenstruktur bei Arzt- und Zahnarztpraxen sowie Praxen von psychologischen Psychotherapeuten

Allerdings darf der Begriff des Jahresüberschusses nicht mit dem verfügbaren Einkommen verwechselt werden!

Vom Jahresüberschuss sind die Beiträge

- zur ärztlichen Altersvorsorge,
- zur Kranken- und Pflegeversicherung sowie
- die Einkommensteuer

abzuziehen.

So verbleibt bei einem durchschnittlichen Jahresüberschuss von 127 600 € ein Nettoeinkommen von 61 713 €, was umgerechnet einem Netto-Stundensatz von 30 € entspricht.

Die niedergelassenen Ärzte arbeiteten 2011 im Durchschnitt 52 Wochenstunden, wobei für die originäre ärztliche Tätigkeit durchschnittlich 48 Wochenstunden aufgewendet und für das Praxismanagement 4 Wochenstunden angegeben werden.

Von den durchschnittlich 36 Abwesenheitstagen im Jahr 2011 entfielen:

- 29 Tage auf Urlaub
- 5 Tage auf Fortbildung
- 1,5 Tage auf Krankheit
- 0,5 Tage auf sonstige Anlässe.

An der ZiPP-Erhebung nahmen 2013 4 739 Praxen teil, d. h. 4,9 % aller Praxen (96 483).

Die Anzahl der Arbeitstage einer Praxis unterscheidet sich abhängig vom Bundesland aufgrund der Feiertagsregelungen.

4.3 Individuelle Kalkulation bei Übernahme einer Praxis

Als Grundlage für die eigene Berechnung können im Fall der Übernahme einer bestehenden Praxis die Umsatzzahlen und vor allem deren Entwicklung über einen Zeitraum von den zurückliegenden drei bis fünf Jahren herangezogen werden. Hier sind die Analysen der betriebswirtschaftlichen Auswertungen (BWA) und der Gewinn- und Verlustrechnungen sinnvoll.

Da der Hauptumsatz mit ca. 70 % aus den KV-Einnahmen generiert wird, ist auch eine differenzierte Betrachtung und Auswertung der Honorarbescheide[9] notwendig. Anhand des Honorarbescheides können die Potenziale, aber auch die Grenzen einer Umsatzsteigerung im Bereich der über die KV abrechenbaren Leistungen aufgezeigt werden.

Gerade die Auswertung der Honorarbescheide und der damit in Zusammenhang stehenden Richtigstellungsbescheide liefern einen wertvollen Fundus an Informationen über das Leistungsspektrum und die Effizienz der Leistungserbringung sowie die Effektivität der Abrechnung einer bestehenden Praxis.

Überprüft werden muss auch die Übereinstimmung im medizinischen Leistungsspektrum zwischen Praxisabgeber und -übernehmer.

- Wie wirken sich eventuell geplante Veränderungen aus?
- Was tut sich im direkten Umfeld?
- Gibt es Praxen mit einem ähnlichen Spektrum oder schließen Krankenhäuser bzw. verändern diese ihre Schwerpunkte?
- Welche Auswirkungen sind durch den Wechsel des Praxisinhabers zu erwarten?

4.4 Individuelle Kalkulation bei Neugründung einer Praxis

Im Fall einer Praxisneugründung kann nicht auf Leistungsdaten der Vergangenheit zurückgegriffen werden. In diesem Fall bedient man sich einer Markt- und Umfeldanalyse.

---

[9] Hierfür hat Fischer+Rauch die Honorarauswertungssoftware: PraxisCheck 2.0 entwickelt. Weitere Informationen über den Verfasser.

Grobe Anhaltspunkte für die jeweilige Fachgruppe können anhand der bereits erwähnten Daten aus der ZiPP-Erhebung gewonnen werden. Allerdings ist eine standortbezogene Analyse notwendig:

- Wie ist die Konkurrenzsituation?
- Wie groß ist das Einzugsgebiet?
- Gibt es in der Umgebung Krankenhäuser, die entsprechende Leistungen anbieten oder mit denen eine Versorgungskette aufgebaut werden kann?
- Wie stark ist die neue Praxis auf Patientenzu- und -überweisungen anderer niedergelassener Praxen angewiesen?
- Liegt ein bisher noch nicht befriedigter Versorgungsbedarf vor, über den Patienten für die eigene Praxis gewonnen werden können?

4.5 Praxisneugründung in unterversorgten Bereichen

Praxisneugründungen kommen nur in Bereichen in Frage, in denen eine Unterversorgung nach dem Reglement der zuständigen Kassenärztlichen Vereinigung festgestellt wurde. Dabei kann es sich häufig um ländliche und möglicherweise strukturschwache Bereiche handeln, die von der Lebensqualität her weniger attraktiv sind. In einem solchen Fall ist eine Abstimmung mit der Familie notwendig, ob das der Lebensmittelpunkt für die nächsten 20 Jahre der Berufstätigkeit sein kann (Beschäftigungsmöglichkeiten für Partner, Schulangebot, kulturelle Einrichtungen).

Andererseits bemühen sich die Kassenärztlichen Vereinigungen und in der Zwischenzeit auch teilweise die Kommunen gezielt darum, die Aufrechterhaltung der haus- und fachärztlichen Versorgung durch mannigfaltige Fördermaßnahmen zu unterstützen.

Beispiel Förderprogramm „Ziel und Zukunft" der KVBW[10]:

In Baden-Württemberg gibt es das Modell „Ziel und Zukunft" (ZuZ), bei dem die Übernahme oder Neugründung von Praxen oder Nebenbetriebsstätten in den ausgewiesenen Fördergebieten mittels

- Investitionskostenzuschüssen (bis zu 60 000,- €) und
- Fallwertzuschlägen für bis zu 5 Jahre pro Behandlungsfall

gefördert wird.

> Es ist empfehlenswert, die Förderprogramme der Kassenärztlichen Vereinigung abzufragen, in deren Zuständigkeitsgebiet die Niederlassung geplant ist.

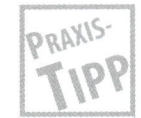

PRAXIS-TIPP

Kurz & knapp

Das Unternehmen Arztpraxis agiert auf einem speziellen Markt. Durch die Bedarfsplanung kann nur an der niedergelassenen Versorgung teilnehmen, wer dafür zugelassen wird. Dies ist einerseits eine deutliche Einschränkung, sorgt aber auch für einen Konkurrenzschutz. Die ansonsten in kapitalistischen Systemen vorhandenen Spielregeln von Angebot und Nachfrage sind hier nicht gültig.

Durch Budgetierungen wird einer massiven Leistungsausweitung vorgebeugt und somit sind Umsatzsteigerungen durch die Erbringung von Mehrleistungen nur bis zu einem gewissen Grad betriebswirtschaftlich sinnvoll.

Umso wichtiger ist die Kenntnis der Prinzipien und Strukturen und eine darauf abgestimmte Vorgehensweise sowie der Aufbau entsprechender Analyse- und Überwachungsmöglichkeiten für die Erfassung der Zusammensetzung der Praxiseinnahmen.

---

[10] Stand Februar 2017

Praxisneugründung in unterversorgten Bereichen

4.5

Die Einkommenssituation in der Arztpraxis hängt auch von der Fachrichtung ab. Grob überschlagen rangiert das erzielbare Einkommen des niedergelassenen Arztes auf Höhe eines entsprechenden Oberarztgehaltes in einer Klinik, wobei natürlich Abweichungen nach oben (und unten) möglich sind.

5 Dienstleistungsunternehmen Arztpraxis

5.1 Praxisorganisation

Diese Formulierung wird bei einigen Lesern zur inneren Abwehr führen.

Aber Hand aufs Herz: Mit der Praxis soll auch Geld verdient und ein auskömmliches Einkommen generiert werden. Rein formal ist eine Praxis ein Dienstleistungsunternehmen im Gesundheitsbereich. Mit der vom Zulassungsausschuss genehmigten Niederlassung wird die Teilnahme an der medizinischen Versorgung und Abrechnung der erbrachten Leistungen gegenüber der gesetzlichen Krankenkassen über die Verteilerfunktion der KVen ermöglicht.

Die Praxis stellt das medizinisch-ärztliche Know-how, Personal, Räumlichkeiten und Geräte zur Verfügung, um die Leistung zu erbringen. Die Dienstleistung erfolgt in verschiedenen Stadien des Behandlungsablaufes:

An erster Stelle steht die Frage: Wie kommt der Patient in die Praxis? Das heißt, eine gut organisierte Terminvereinbarung ist notwendig.

Beim Betreten der Praxis wird der Patient am Empfang begrüßt und es erfolgt die Zuordnung zu einem Behandlungsablauf. Je nach Organisationsgrad, Einbestellrhythmen, Patienten, die ohne vorherige Terminvereinbarung auftauchen, oder „Notfällen" können Wartezeiten auftreten. Diese Wartezeiten sollten dazu genutzt werden, die Patienten über das Leistungsspektrum der Praxis zu informieren (Flyer, Informationsblätter, Praxis-TV).

Danach erfolgt der Kontakt mit der Ärztin/dem Arzt und es werden nach Anamnese und Stellung einer Verdachtsdiagnose

Praxisorganisation

5.1

bestimmte Folgeaktivitäten vorgenommen, wie Behandlungen, Laboruntersuchungen oder bildgebende Verfahren, bzw. Überweisungen an Fachärzte bzw. Kontroll- und Wiedervorstellungstermine vereinbart. Abschließend erfolgt die Verabschiedung des Patienten aus der Praxis.

In diesem Ablauf soll der Patient einen guten Eindruck von der Praxis erhalten und sich in seiner Wahl dieser Praxis und der Behandler bestätigt fühlen. Es lohnt sich, einiges an Überlegungen und Planungen in diese Phase zu investieren und auch die Sichtweise des Patienten einzunehmen.

Im Dienstleistungsgewerbe ist es z. B. nicht unüblich, Testkunden einzuschleusen, die aus Kundensicht wertvolles Feedback geben können.

Die Dienstleistungsqualität einer Praxis ist abhängig von einigen Faktoren:

- Angebot
- Haus- oder Facharztpraxis, diagnostische und therapeutische Ausstattung, Lage, Erreichbarkeit, Barrierefreiheit
- Finanzen
- Qualität und Umfang der räumlichen, technischen und personellen Ausstattung
- Information/Kommunikation nach extern und intern
- Organisation
- Struktur/Abläufe/Qualifikationen aller Mitarbeiter

Die Praxisorganisation umfasst aber viele weitere Detailaspekte. So ist die häufigste Form der Kontaktaufnahme zu einer Terminvereinbarung in der Praxis das Telefonat. Die Abwicklung der ein- und ausgehenden Telefongespräche bindet erhebliche Mengen der Ressourcen Zeit und Personal. Gerade der telefonische Erstkontakt mit einer Mitarbeiterin der Praxis wirkt wie eine Visitenkarte.

Landet der Anrufer in einer Warteschleife („leider sind im Moment alle unsere Mitarbeiter im Gespräch, bitte haben Sie einen

Dienstleistungsunternehmen Arztpraxis

Moment Geduld") oder an einem Telefoncomputer („für eine Terminvereinbarung drücken Sie die 1, für ein Rezept die 2, ...") könnte dies dazu führen, dass sich der potenzielle Neupatient anderweitig orientiert. Ebenso kann dies der Fall sein, wenn die telefonische Erreichbarkeit der Praxis nur auf wenige Stunden an einzelnen Tagen in der Woche begrenzt ist.

Auch aus Gründen des Datenschutzes ist es fraglich, ob die Doppelbelastung von Mitarbeiterinnen am Empfang durch den direkten Kontakt mit wartenden Patienten und der zeitgleichen Annahme von Telefonaten sinnvoll ist.

> In der Zwischenzeit gibt es sehr interessante technische Möglichkeiten, um diese Problematik zu lösen und dem „Kunden" Patient einen 7-Tage/24-Stunden-Service zu bieten. So können Online-Terminbuchungssysteme[11] die Belastung durch Standard-Telefongespräche reduzieren. Solche Systeme greifen auf die Kalenderfunktion der Praxisverwaltungssoftware (PVS) zu und können zielgruppenspezifisch konfiguriert werden.

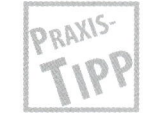

PRAXIS-TIPP

Durch die Kopplung mit E-Mail oder SMS können Terminerinnerungen und Hinweise auf mitzubringende Unterlagen (Versicherungskarte, Überweisungsschein, Impfpass, Vorbefunde oder Entlassbriefe und Aufklärungsbögen) gegeben werden, was wiederum die Praxisorganisation verbessert.

Es lohnt sich auch, einen Blick auf die „interessierten Kreise" bzw. die Kunden einer Praxis zu riskieren. In erster Linie wird dabei an die Patienten gedacht (und das ist auch gut so)! Aber auch zu- und überweisende Praxen, Krankenhäuser, die zuständige Kassenärztliche Vereinigung (Abrechnung) und Krankenkassen (IGV) können als „Kunden" betrachtet werden. Es existieren somit vielfältige Vernetzungen und Beziehungen, die organisiert und gepflegt werden müssen.

---

[11] z. B. Samedi www.samedi.de

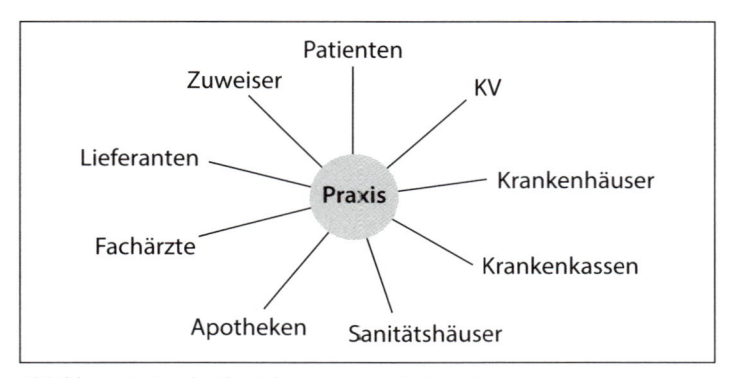

Abbildung 6: „Kunden"beziehungen einer Arztpraxis

5.2 Qualitätsmanagement

Warum überhaupt Zeit und Geld in das Thema Qualitätsmanagement investieren?

Wesentliche Gründe sind:

- Kontinuierliche Sicherung und Verbesserung der Versorgungsqualität, indem alle Abläufe und Prozesse in der Praxis so ablaufen, wie sie geplant sind
- Reduzierung von Fehlern durch ein strukturiertes Fehlermanagement, bei dem aus Fehlern gelernt wird und eine sanktionsfreie Fehlerkultur gelebt wird
- Erfüllung gesetzlicher Anforderungen (Richtlinie des Gemeinsamen Bundesausschusses)
- Steigerung der Zufriedenheit von Patienten, Mitarbeitern und Leitung. Jeder weiß, was gefordert wird, wie die Abläufe und Prozesse in der Praxis geplant sind und ablaufen sollen und wer Ansprechpartner oder Verantwortlicher ist.
- Die effiziente und standardisierte Organisation reduziert den Aufwand und die notwendige Zeit für Erklärungen und führt zu entspanntem Arbeiten, bei dem man sich auf das Wesentliche, nämlich die Versorgung der Patienten, konzentrieren kann.

- Dokumentation des Praxis-Knowhows. Es vermeidet „Herrschaftswissen" und reduziert Probleme bei der Einarbeitung neuer Mitarbeiter.
- Eine transparente Darstellung, Nachweisbarkeit und Vergleichbarkeit der Praxisarbeit wird möglich.

Das bedeutet:

> Qualitätsmanagement ist ein systematischer Weg sicherzustellen, dass Aktivitäten so stattfinden, wie sie geplant sind.

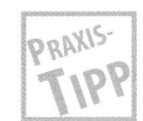

PRAXIS-TIPP

Es geht darum, Probleme von Anfang an zu vermeiden, indem man die Einstellung und die Methoden etabliert, die eine Vermeidung möglich machen.

Ein nach wie vor schwierig zu lösendes Problem ist die Messbarkeit von Qualität, denn bei näherer Betrachtung können unterschiedliche Dimensionen von Qualität erfasst werden: Struktur-, Prozess- und Ergebnisqualität. Die Strukturqualität beschreibt bauliche, technische oder personelle Rahmenbedingungen, während die Prozessqualität den Prozess selbst zum Inhalt hat, der geplant und vor allem beherrscht durchgeführt werden soll. Schwieriger zu beurteilen ist im medizinischen Bereich vor allem die Ergebnisqualität, welche die Veränderungen des gegenwärtigen und zukünftigen Gesundheitszustandes des Patienten erfasst.

Gerade die Dimension der Ergebnisqualität kann durch subjektive (Patientenzufriedenheit) und objektive Wahrnehmung (Veränderung von Surrogat-Parametern) beeinflusst werden.

5.2.1 Systematische Verbesserung von Prozessen mithilfe des PDCA-Zyklus

Die Buchstaben P-D-C-A stehen für

- Plan: Was haben Sie geplant?
- Do: Was haben Sie umgesetzt?

Qualitätsmanagement

5.2

- Check: Was haben Sie überprüft?
- Act: Was haben Sie verbessert?

Wenn diese Vorgehensweise konsequent und immer wieder für die Abläufe und Prozesse einer Praxis durchgeführt wird, sollte im Laufe der Zeit das Qualitätsniveau steigen. Somit wird ein kontinuierlicher Verbesserungsprozess (KVP) angestoßen.

Werden immer wiederkehrende Abläufe systematisch in der Reihenfolge Planung (Plan), Durchführung (Do), Überprüfung (Check) und Anpassung (Act) durchgeführt, entspricht dieses Vorgehen dem P-D-C-A-Zyklus, der auch als Deming-Zyklus bekannt ist.

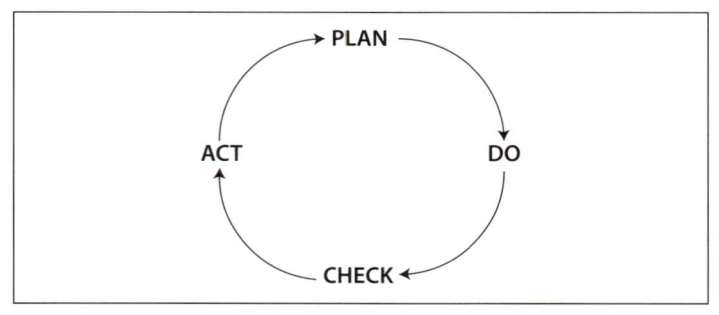

Abbildung 7: PDCA-Zyklus

Damit wird sichergestellt, dass Prozesse kontrolliert und immer weiter optimiert ablaufen. Wird dies konsequent und repetitiv durchgeführt, kann durch diesen kontinuierlichen Verbesserungsprozess (KVP) von einem zunehmenden Qualitätsniveau ausgegangen werden.

5.2.2 Qualitätsmanagement-Richtlinie (QM-RL)

Normative Vorgaben für alle Sektoren des deutschen Gesundheitswesens finden sich in der Aktualisierung der Qualitätsmanagement-Richtlinie des Gemeinsamen Bundesausschusses (G-BA) im Jahr 2016:

Der G-BA hat mit der Veröffentlichung im Bundesanzeiger am 15.11.2016 eine aktualisierte Qualitätsmanagement-Richtlinie (QM-RL)[12] in Kraft gesetzt, erstmalig mit sektorenübergreifender Gültigkeit.

Mit dieser Qualitätsmanagement-Richtlinie werden die einzelnen bisher geltenden diesbezüglichen Einzelvorgaben für den stationären Bereich, die niedergelassenen Ärzte und die Zahnärzte abgelöst. Damit existiert eine gesetzliche Verpflichtung zur Einführung und Aufrechterhaltung eines Qualitätsmanagements für alle Sektoren des deutschen Gesundheitswesens.

Der Teil A beschreibt in den Paragrafen 1–7 die **sektorenübergreifenden** Rahmenbedingungen für die grundsätzlichen Anforderungen an ein einrichtungsinternes Qualitätsmanagement:

§ 1   Ziele des Qualitätsmanagements
§ 2   Grundlegende Methodik
§ 3   Grundelemente
§ 4   Methoden und Instrumente
§ 5   Dokumentation
§ 6   Erhebung und Darlegung des Stands der Umsetzung und Weiterentwicklung des Qualitätsmanagements
§ 7   Übergangsregelungen

Der Teil B konkretisiert die **sektorspezifischen** Rahmenbedingungen eines einrichtungsinternen Qualitätsmanagements für

I.   die stationäre Versorgung
II.   die vertragsärztliche Versorgung
III. die vertragszahnärztliche Versorgung

---

[12] Richtlinie des Gemeinsamen Bundesausschusses über grundsätzliche Anforderungen an ein einrichtungsinternes Qualitätsmanagement für Vertragsärztinnen und Vertragsärzte, Vertragspsychotherapeutinnen und Vertragspsychotherapeuten, medizinische Versorgungszentren, Vertragszahnärztinnen und Vertragszahnärzte sowie zugelassene Krankenhäuser Qualitätsmanagement-Richtlinie/QM-RL in der Fassung vom 17. Dezember 2015 veröffentlicht im Bundesanzeiger (BAnz AT 15.11.2016 B2)

Qualitätsmanagement

5.2

Als Ziele der Qualitätsmanagement-Richtlinie des G-BA durch die Einführung eines einrichtungsinternen Qualitätsmanagements werden genannt:

- Verbesserung der Patientenversorgung durch eine patientenorientierte Prozessoptimierung
- Optimierung der Organisationsentwicklung mittels konkreter Festlegung von Organisation, Arbeits- und Behandlungsabläufen und die regelmäßige Überprüfung der erzielten Ergebnisse
- Berücksichtigung der Perspektiven der an der Gesundheitsversorgung beteiligten Akteure
- Berücksichtigung und Integration fachlicher Standards und der gesetzlichen und vertraglichen Grundlagen
- Qualitätsmanagement als lernendes System

Eine Besonderheit der aktuellen Qualitätsmanagement-Richtlinie des G-BA ist die Fokussierung bereits im Text auf die **Identifikation relevanter Abläufe und auf Erkennung und Vermeidung von Risiken** durch Risikomanagement, Fehlermanagement und Nutzung von Fehlermeldesystemen.

Ausdrücklich wird beispielsweise der Einsatz von Checklisten bei operativen Eingriffen erwähnt, die unter Beteiligung von zwei oder mehr Ärzten oder unter Sedierung durchgeführt werden.

Grundelemente eines einrichtungsinternen QM nach den Vorgaben des G-BA:

- Patientenorientierung einschließlich Patientensicherheit
- Mitarbeiterorientierung einschließlich Mitarbeitersicherheit
- Prozessorientierung
- Kommunikation und Kooperation
- Informationssicherheit und Datenschutz
- Verantwortung und Führung

Dienstleistungsunternehmen Arztpraxis

Methoden und Instrumente:

- Messen und Bewerten von Qualitätszielen
- Erhebung des Ist-Zustandes und Selbstbewertung
- Regelung von Verantwortlichkeiten und Zuständigkeiten
- Prozess- bzw. Ablaufbeschreibungen
- Schnittstellenmanagement
- Checklisten
- Teambesprechungen
- Fortbildungs- und Schulungsmaßnahmen
- Patientenbefragungen
- Mitarbeiterbefragungen
- Beschwerdemanagement
- Patienteninformation und -aufklärung
- Risikomanagement
- Fehlermanagement und Fehlermeldesysteme
- Notfallmanagement
- Hygienemanagement
- Arzneimitteltherapiesicherheit
- Schmerzmanagement
- Maßnahmen zur Verhinderung von Stürzen bzw. Sturzfolgen

Kurz & knapp:

Das Dienstleistungsunternehmen Arztpraxis erbringt medizinische Dienstleistungen hauptsächlich für die gesetzlich krankenversicherte Bevölkerung. So hat sich das Dienstleistungsspektrum nach dem Bedarf und den sozialgesetzlichen Mindestvorgaben zu orientieren.

Es ist sinnvoll, die Kundenperspektive einzunehmen, um im Marktgeschehen zu bestehen. Eine gute Praxisorganisation ist eine wesentliche Voraussetzung für effektive Abläufe und einen rationalen Einsatz der Ressourcen. Ein gelebtes Qualitätsmanagement kann dies unterstützen und zum Praxiserfolg beitragen.

Qualitätsmanagement

5.2

Den gesetzlichen Vorgaben des G-BA zum Qualitätsmanagement kann entsprochen werden, wenn die Praxis zu den o. g. 19 aufgeführten Methoden und Instrumenten entsprechende Nachweise erstellt. Dies kann in Eigenregie durchgeführt werden oder es wird auf Unterstützungsmaterialien in Form von Musterdokumenten und Vorgehensweisen zurückgegriffen, die inzwischen u.a. von Fischer+Rauch – Kompetenz im Gesundheitswesen – entwickelt wurden.

Die G-BA-Vorgaben zum Qualitätsmanagement sind innerhalb von 3 Jahren nach Zulassung zur vertragsärztlichen Versorgung umzusetzen und dann kontinuierlich weiterzuentwickeln.

Es soll bei Praxen mit mehreren Ärzten ein ärztlicher Ansprechpartner benannt werden (Verantwortlicher), und es wird empfohlen, innerhalb der Einrichtung eine nichtärztliche Mitarbeiterin zur Koordination des einrichtungsinternen Qualitätsmanagements zu benennen.

6 Personal in der Arztpraxis

Kaum eine Praxis wird alleine durch den Praxisinhaber zu führen sein. Mitarbeiter sind daher ein zentraler Bestandteil der Praxis, sowohl in der inneren Organisationsstruktur wie auch in der Außenwirkung. So kann der telefonische Erstkontakt eines Patienten eine Visitenkarte der Praxis sein.

6.1 Medizinische Fachangestellte

In den meisten Fällen wird es sich beim angestellten Personal um Medizinische Fachangestellte (MFA, früher: Arzthelferinnen) handeln, die im Rahmen ihrer Berufsausbildung auf den Assistenzberuf in medizinischer wie auch administrativer Hinsicht umfassend vorbereitet werden.

Der Rahmenlehrplan der Kultusministerkonferenz beschreibt die Ausbildungsinhalte für den Ausbildungsberuf der Medizinischen Fachangestellten, während im System der dualen Ausbildung die Berufsschulen und die Ausbildungsbetriebe den gemeinsamen Bildungsauftrag erfüllen.

Für die Vergütung der MFA gelten der Manteltarifvertrag und der Gehaltstarifvertrag in der jeweils aktuellen Fassung.

Die Lernfelder für den Ausbildungsberuf der Medizinischen Fachangestellten umfassen 840 Unterrichtsstunden in folgenden Bereichen:

- im Beruf und Gesundheitswesen orientieren
- Patienten empfangen und begleiten
- Praxishygiene und Schutz vor Infektionskrankheiten
- bei Diagnostik und Therapie von Erkrankungen des Bewegungsapparates assistieren
- Zwischenfällen vorbeugen und in Notfallsituationen Hilfe leisten
- Waren beschaffen und verwalten

Medizinische Fachangestellte

6.1

- Praxisabläufe im Team organisieren
- Patienten bei diagnostischen und therapeutischen Maßnahmen der Erkrankungen des Urogenitalsystems begleiten
- Patienten bei diagnostischen und therapeutischen Maßnahmen der Erkrankungen des Verdauungssystems begleiten
- Patienten bei kleinen chirurgischen Behandlungen begleiten und Wunden versorgen
- Patienten bei der Prävention begleiten
- berufliche Perspektiven entwickeln

Es werden folgende Fertigkeiten, Kenntnisse und Fähigkeiten in der Ausbildung vermittelt[13]:

- Berufsbildung, Arbeits- und Tarifrecht
- Stellung des Ausbildungsbetriebes im Gesundheitswesen; Anforderungen an den Beruf
- Organisation und Rechtsform des Ausbildungsbetriebes
- gesetzliche und vertragliche Bestimmungen der medizinischen Versorgung
- Umweltschutz
- Sicherheit und Gesundheitsschutz bei der Arbeit
- **Maßnahmen der Arbeits- und Praxishygiene**
- **Schutz vor Infektionskrankheiten**
- Kommunikationsformen und -methoden
- Verhalten in Konfliktsituationen
- **Betreuen von Patienten und Patientinnen**
- **Beraten von Patienten und Patientinnen**
- Betriebs- und Arbeitsabläufe
- **Qualitätsmanagement**
- Zeitmanagement
- Arbeiten im Team
- Marketing
- **Verwaltungsarbeiten**

---

[13] Verordnung über die Berufsausbildung zum Medizinischen Fachangestellten/zur medizinischen Fachangestellten vom 26. April 2006 (BGBl. I S. 1097)

- Materialbeschaffung und -verwaltung
- **Abrechnungswesen**
- Informations- und Kommunikationssysteme
- Dokumentation
- Datenschutz und Datensicherheit
- **Assistenz bei ärztlicher Diagnostik**
- **Assistenz bei ärztlicher Therapie**
- Umgang mit Arzneimitteln, Sera und Impfstoffen sowie Heil- und Hilfsmitteln
- Grundlagen der Prävention und Rehabilitation
- Handeln bei Not- und Zwischenfällen

Die in der obenstehenden Aufzählung **fett hervorgehobenen** Texte zeigen das breite Spektrum auf, welches gut ausgebildete Medizinische Fachangestellte gemäß ihren Ausbildungsinhalten mitbringen.

Ein/e MFA kann somit eine wesentliche Unterstützung im Praxisalltag darstellen. Bei entsprechender Einforderung dieser Kompetenzen sowie gezielter Förderung eines weiteren Kompetenzerwerbs ist es dem Arzt möglich, sich im Wesentlichen auf die medizinischen Kompetenzen zu konzentrieren.

Der Umsatz einer Arztpraxis wird durch die abgerechnete medizinische Leistung erbracht und nicht durch das Verwalten derselben.

Führung in der Arztpraxis bedeutet auch sinnvolles Delegieren von Aufgaben und einen möglichst strukturierten Kompetenzausbau bei den Mitarbeitern/Mitarbeiterinnen.

6.2 Gehalt

6.2.1 Gehaltstarifvertrag

Für Medizinische Fachangestellte/Arzthelferinnen werden Gehaltstarifverträge geschlossen, die auch die Ausbildungsvergütungen definieren.

Gehalt

6.2

Das MFA-Gehalt wird in Stufen und Tätigkeitsgruppen in einer Gehaltstabelle abgebildet. Die Stufen richten sich nach den Berufsjahren, während in den Tätigkeitsgruppen zusätzliche Qualifikationen bzw. die selbständige Durchführung komplexerer Aufgaben abgebildet werden.

So bewegt sich das tarifvertraglich geregelte Gehalt in einem Korridor zwischen 1 843,89 € vom ersten bis zum vierten Berufsjahr in Tätigkeitsgruppe I und 3 633,71 € ab dem 17. Berufsjahr in Tätigkeitsgruppe VI[14].

Tabelle 3: Tarifgehalt für voll- und teilzeitbeschäftigte MFA, eigene Darstellung nach Gehaltstarifvertrag für MFA 2018 (TG = Tätigkeitsgruppe, Angaben in €)

Berufsjahr	TG I	TG II	TG III	TG IV	TG V	TG VI
1. Stufe: 1. – 4.	1 843,89	1 982,18	2 074,31	2 212,67	2 397,05	2 765,83
2. Stufe: 5. – 8.	2 002,19	2 152,35	2 252,46	2 402,62	2 602,84	3 003,28
3. Stufe: 9. – 12.	2 129,54	2 289,26	2 395,73	2 555,45	2 768,40	3 194,31
4. Stufe: 13. – 16.	2 189,67	2 353,90	2 463,38	2 627,61	2 846,57	3 284,51
5. Stufe: ab dem 17.	2 422,47	2 604,16	2 725,28	2 906,97	3 149,22	3 633,71

Neben den Stufen und Tätigkeitsgruppen werden im Gehaltstarifvertrag auch die Ausbildungsvergütung, die betriebliche Altersversorgung und Gehaltszuschläge (Überstunden, Samstags-, Sonntags-, Feiertags- und Nachtarbeit) verbindlich geregelt.

Ausbildungsvergütung:

im 1. Jahr monatlich: 792 €
im 2. Jahr monatlich: 834 €
im 3. Jahr monatlich: 886 €

---

[14] Gehaltstarifvertrag für Medizinische Fachangestellte/Arzthelferinnen (Deutsches Ärzteblatt 114(37) vom 15.9 2017)

Bei der geplanten Einstellung einer MFA sind diese tariflichen Gehälter zu berücksichtigen. Es ist eher schwierig, gut ausgebildete MFA für die eigene Praxis zu finden.

6.2.2 Entwicklung einer Gehaltsstrategie und Objektivierung des Themas Gehalt

Legen Sie als Praxisinhaber fest, wann, unter welchen Bedingungen und in welcher Höhe Gehaltserhöhungen vorgenommen werden. Dies könnte die Dauer der Betriebszugehörigkeit oder Fortbildungen (Röntgenkurs, QM-Qualifizierungen, Schulungen als Hygieneverantwortliche Pflegekraft oder auch Abrechnungsseminare) sein. Diese Regelungen sind für die Mitarbeiter transparent zu machen und gewinnen dadurch die notwendige Verbindlichkeit.

Zielvereinbarungen

Zielvereinbarungen haben den Sinn, eine vordefinierte Leistungserbringung zu honorieren. Wichtig ist dabei, dass die gehaltserhöhend-relevanten Größen und die Überprüfungs-/Anpassungstermine gemeinsam abgestimmt und verbindlich eingehalten werden.

Als Inhalte bieten sich Themen aus dem direkten Arbeitsgebiet der Mitarbeiter an: z. B. Einführung von oder Steigerung von IGeL, Einführung QM, erfolgreiche (Re-) Zertifizierung, Durchführung + Auswertung einer Patientenbefragung oder eine gewisse Anzahl von Patientenschulungen durch die Mitarbeiter (Diabetes mellitus, Asthma, Gerinnungsselbstmanagement ...) also generell erfolgreiche Umsetzung von Projekten.

Entlohnungssystem mit Leistungsanreizen

Ein Entlohnungssystem mit Leistungsanreizen bedeutet eine grundsätzliche Umstellung der pauschalierten Vergütung in ein Basisgehalt mit zusätzlicher Erfolgsbeteiligung. Damit wird den Mitarbeitern die Möglichkeit gegeben, die individuelle Gehaltssituation durch das eigene Engagement zu beeinflussen.

Gehalt

6.2

Alternative Entlohnungsmöglichkeiten

Nicht nur das stetige Drehen an der Gehaltsschraube führt zu einer besseren Identifikation mit der Praxis. Auch die Kostenübernahme für Fortbildungen, der zeitnahe und damit planbare Freizeitausgleich für Überstunden, Betriebsausflüge oder auch die Nutzung von Firmenfahrzeugen sind Maßnahmen, die motivationsfördernd wirken, aber nicht über das Gehalt „bezahlt" werden.

Zielgerichtete Motivationsmaßnahmen können individuell für die verschiedenen Mitarbeitertypen eingesetzt werden. Hier kann zwischen immateriellen und materiellen Maßnahmen unterschieden werden *(s. Tab. 4)*.

Tabelle 4: Motivierende Maßnahmen nach Mitarbeitertypen

Mitarbeitertyp	Immaterielle Motivation	Materielle Motivation
Leistungsträger	• anspruchsvolle Ziele • attraktive Aufgabengestaltung • weitgehende Selbständigkeit bei der Aufgabenerledigung • Einbeziehung in Entscheidungen zu ihren Aufgabengebieten • Fortbildungsmaßnahmen • Perspektiven bieten	• Boni und Prämien • Erfolgsbeteiligung • Sonderurlaub
„Stille Wasser"	• persönliche Gespräche • Lob und Anerkennung für Geleistetes • Unterstützung zur Gruppenintegration	
Fleißige	• Vorgabe klarer Ziele • Übertragung „maßgeschneiderter Ziele" • Lob und Anerkennung für Geleistetes	• Boni und Prämien • Erfolgsbeteiligung
Fehlbesetzungen	keine	keine

6.3 Personalauswahl

Bei einer strukturieren Personalauswahl sind folgende Ziele im Fokus:

- Es soll eine bestmögliche Besetzung der Stelle erreicht werden.
- Die Leistungsfähigkeit der Praxis soll optimiert werden.
- „Teure" Fehlentscheidungen müssen verhindert werden.

Eine sehr bewusste Auseinandersetzung mit diesem Thema wird angeraten, da in der Praxis über Jahre tagtäglich mit diesen Menschen gearbeitet wird; da sollte das Team harmonieren und funktionieren.

6.3.1 Das Anforderungsprofil

Vor einer Stellenausschreibung ist es sinnvoll, ein Anforderungsprofil zu erstellen. Für welchen Aufgabenbereich soll die Fachkraft in der Praxis eingestellt werden? Ist das zukünftige Tätigkeitsgebiet eher im direkten Patientenkontakt und der Arztassistenz zu sehen oder sollen spezielle Bereiche mit abgedeckt werden, wie Praxis- oder Qualitätsmanagement, Abrechnung, Röntgen, Labor oder ambulantes Operieren?

- Hauptaufgaben/Ziele der Position
- interne und externe Kontakte der Position (mit wem wird zusammengearbeitet, kommuniziert)
- erforderliche Kenntnisse und Fähigkeiten (Ausbildung, Weiterbildung, berufliche Fachkenntnisse
- wünschenswerte Erfahrung

Aus diesem Anforderungsprofil kann eine Stellenausschreibung erstellt werden, bei der nicht nur qualifizierte Bewerber motiviert werden sollen, sondern auch die Attraktivität der Praxis herausgestellt werden kann. Bei den eingehenden Bewerbungen werden diejenigen heraussortiert, die nicht dem Profil entsprechen.

6.3

Name	Ausbildungs-abschluss	Zusatz-qualifikationen	Berufserfahrung in Jahren	IT-Kenntnisse	Möglicher Eintrittstermin	Bewertung

Abbildung 8: Bewerberspiegel

6.3.2 Der Bewerberspiegel

Anhand einer übersichtlichen Zusammenstellung der eingegangenen Bewerbungen in Form eines Bewerberspiegels werden die übrig gebliebenen Bewerbungen priorisiert und die Bewerberinnen zu Vorstellungsgesprächen eingeladen.

Ein Bewerberspiegel ist eine strukturierte Übersicht über die Kompetenzen eines Bewerbers. Wichtige Parameter wie Berufserfahrung, Branchenkenntnisse, IT-Kenntnisse (Praxisinformationssysteme, Textverarbeitung, Tabellenkalkulation), Gehaltsvorstellungen, der Eindruck der Bewerbungsunterlagen bis zu Bereichen wie Kommunikationsstärke und Teamfähigkeit werden in einem Bewertungssystem erfasst. Damit soll eine möglichst rationale Bewerberauswahl erfolgen.

Ein oder zwei Tage Probearbeit im normalen Praxisbetrieb zeigt auf, ob die Bewerberin geeignet ist, wie sie sich im Umgang mit Patienten, Mitarbeiterinnen und Mitarbeitern und Vorgesetzten verhält und ob sie sich rasch zurechtfindet und die notwendige Flexibilität in der neuen Umgebung zeigt.

6.3.3 Personalbindung und Personalentwicklung

Maßnahmen zur Personalbindung sowie Personalentwicklung dürfen im Bereich der langfristig angelegten Personalplanung nicht fehlen. Nicht nur das Gehalt spielt hier eine Rolle, sondern auch andere Faktoren.

Einarbeitungskonzept

Die strukturierte Einarbeitung neuer Mitarbeiter mit einem Einarbeitungsplan (z. B. in Form einer Checkliste) zeigt die Wertschätzung seitens der Praxisleitung an und ist damit ein Signal für die Professionalität der Praxis im Bereich Personal. Damit können auch alle Formalien verlässlich abgearbeitet werden, wie Benutzerkennwörter/Zugänge zur Praxis-Software, Vollständigkeit der Unterlagen für die Lohnabrechnung, Praxisschlüssel und Berufskleidung, usw.

Personalauswahl

6.3

Fort- und Weiterbildung

Die regelmäßige Fort- und Weiterbildung, idealerweise nach einem individuell auf die Bedürfnisse und den Ausbildungsstand bzw. das Einsatzgebiet des Mitarbeiters abgestimmten Plan, sollte als selbstverständlicher Teil der Mitarbeiterqualifizierung und Qualitätssicherung angesehen werden. Die Kassenärztlichen Vereinigungen bieten eine große Anzahl guter und relativ günstiger Fort- und Weiterbildungsmöglichkeiten an. Ebenso können im Rahmen von Kongressbesuchen zertifizierbare Fortbildungen für die Praxismitarbeiter erworben werden (Sterilgut-Aufbereitung, Hygiene, Röntgen usw.). Auch bietet sich als externe Schulung ein Telefontraining für Mitarbeiterinnen am Empfang oder ein Röntgenschutzkurs an.

Für eine sog. Inhouse-Schulung sind Themen, die das ganze Praxispersonal betreffen, sinnvoll, z. B. wenn es um das interne Qualitätsmanagement oder das Notfalltraining geht.

Sofern regelmäßige Praxis-Team-Besprechungen stattfinden, kann dabei jeweils ein kurzer Fortbildungsteil (15–20 Minuten) eingebaut werden, der aktuelle Themen oder Probleme der Praxis behandelt. Wenn dieser Fortbildungsteil von einer Mitarbeiterin vorbereitet und auch dargestellt wird, ist der Lerneffekt sogar verstärkt.

> **Achtung:** In erster Linie haben sich Fortbildungen jedoch am Bedarf der Praxis und nicht an den Interessen des Mitarbeiters zu orientieren.

Verpflichtend sind die erhaltenen Fortbildungsunterlagen der Praxis zur Verfügung zu stellen und idealerweise erfolgt eine kurze Zusammenfassung im Rahmen einer der nächsten Teambesprechungen.

Medizinische Fachangestellte tauschen sich nicht nur innerhalb der Praxis, sondern auch praxisübergreifend aus. So kommen unweigerlich Informationen über die Stimmung und das Arbeitsklima in der Praxis in Umlauf. Dieser inoffizielle Informationsfluss kann auch im Sinne eines werbenden Effektes genutzt werden. So werden die Mitarbeiterinnen zu Multiplikator/innen im Bereich der Mund-zu-Mund-Propaganda für Ihre Praxis.

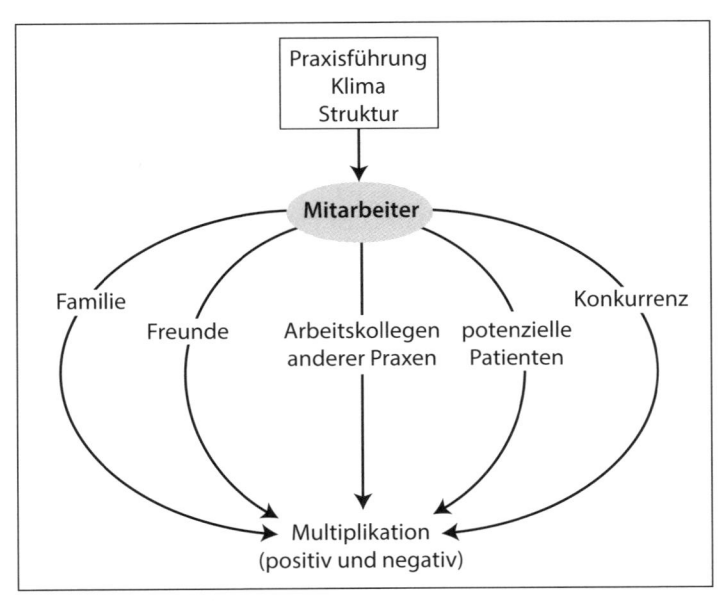

Abbildung 9: Multiplikatoren

Fällt innerhalb eines Praxisteams eine Mitarbeiterin auf, die sich durch besondere Leistungsbereitschaft und Interesse an einer fachlichen Weiterentwicklung auszeichnet, so ist zu überlegen, ob diese Kraft besonders gefördert und auf Führungspositionen in der Praxis vorbereitet werden kann, indem eine Weiterbildung als Praxismanagerin oder Betriebswirtin im Gesundheitswesen ermöglicht wird. Es existiert in der Zwischenzeit eine große Zahl an Qualifikationsmöglichkeiten in diesem Bereich.

Die Qualifikation von Mitarbeiterinnen für arztentlastende Tätigkeiten (NäPa, VERAH) ist vor allem für Praxen in ländlichen

Bereichen interessant. Somit wird neben der Entwicklungsmöglichkeit der Mitarbeiter auch eine in der Außenwirkung sehr positive Wirkung der Praxis durch eine verbesserte Dienstleistung und Präsenz in der Bevölkerung erreicht.

Nichtärztliche Praxisassistentin (NäPa)

Fortbildung gemäß dem Curriculum der Bundesärztekammer[15] für berufserfahrene MFAs im Umfang von 271 Stunden in Form eines berufsbegleitenden Lehrgangs.

Nichtärztliche Praxisassistentinnen übernehmen im Rahmen der delegierbaren ärztlichen Leistungen selbständig Hausbesuche, bei denen der direkte Arztkontakt nicht medizinisch notwendig ist. Damit entlasten sie den Arzt und leisten einen wertvollen Beitrag zur qualitativ hochwertigen ambulanten Versorgung.

Für Hausarztpraxen wurde 2015 ein extrabudgetärer Zuschlag für NäPas in Hausarztpraxen eingeführt. Nach den Delegationsvereinbarungen gemäß § 87 Abs. 2b Satz 5 SGB V können NäPas nach Genehmigung durch den Zulassungsausschuss eingesetzt werden.

VERAH®

Versorgungsassistentinnen in der Hausarztpraxis (VERAH®) kamen durch eine Initiative des Deutschen Hausarztverbandes zustande. Über das Institut für die hausärztliche Fortbildung im Deutschen Hausärzteverband (IHF) e. V. wurde ein 200-stündiges Fortbildungscurriculum abgestimmt.

VERAH®s koordinieren verschiedene Gesundheitsdienstleister, vom Krankenhaus über Spezialisten bis zu Pflegediensten, Palliativ-Care-Teams, Apotheken und sozialen Diensten. Damit unterstützen sie aus der Hausarztpraxis heraus die Langzeit-

---

[15] Bundesärztekammer Berlin, 2010, Fortbildungscurriculum für Medizinische Fachangestellte und Arzthelfer/innen „Nicht-ärztliche Praxisassistentin" nach § 87 Abs. 2b Satz 5 SGB V

versorgung von chronisch- und/oder multimorbiden Kranken. Voraussetzungen für die Zulassung zur Fortbildung sind: abgeschlossene Berufsausbildung zur/zum MFA mit Berufserfahrung in einer Hausarztpraxis oder abgeschlossene Berufsausbildung in einem anderen medizinischen Fachberuf mit Erfahrung in einer Hausarztpraxis.

EVA

Die Entlastende Versorgungsassistentin (EVA) führt Hausbesuche selbständig durch und führt somit ebenfalls ärztlich delegierbare Leistungen aus, wie Blutabnahmen, Medikamentengaben, Verbandswechsel und Wundkontrollen bis hin zu Assessments.

VERAH®s, EVAs und NäPas sind eine Möglichkeit zur Entlastung der hausärztlichen Praxis von delegierbaren ärztlichen Leistungen. Durch Fortbildungscurricula und die vorausgesetzte Berufserfahrung ist die fachliche Qualifikation gesichert und für motivierte Mitarbeiterinnen der Praxis eine Entwicklungsperspektive möglich. Zusätzlich wird eine bessere Koordination der unterschiedlichen Leistungserbringer ermöglicht.

6.3.4 Personalplanung

Zu beachten ist die Altersstruktur der Mitarbeiterinnen in der Praxis. Ein Lehrvertrag wird typischerweise im Anschluss an die Haupt- oder Realschule, d. h. im 15.–16. Lebensjahr begonnen, bei Abiturienten (G8) mit 17–18 Jahren. So kann eine ausgelernte MFA nach wenigen Jahren der Berufstätigkeit schwangerschaftsbedingt ausfallen. Der Phase des Mutterschutzes (8–12 Wochen nach der Geburt) schließt sich meist ein bis zu 3-jähriger Erziehungsurlaub an. In diesen Zeiten gelten besondere Schutzrechte und Kündigungsfristen.

Gerade im Gesundheitsbereich kann ein Beschäftigungsverbot für die werdende Mutter ausgesprochen werden, sofern

Arbeitsvertrag

6.4

> *„nach ärztlichem Zeugnis Leben oder Gesundheit von Mutter oder Kind bei Fortdauer der Beschäftigung gefährdet ist"* [16].
>
> Das bedeutet für die Personalplanung der Praxis:
>
> - Schwangere Mitarbeiterinnen können sehr kurzfristig ausfallen (z. B. bei Beschäftigungsverbot).
> - Eine Wiederaufnahme der Berufstätigkeit im Anschluss an eine Schwangerschaft kann bei Inspruchnahme des Erziehungsurlaubes bis zum 3. Lebensjahr des Kindes dauern.
> - In der Kindererziehungsphase im Anschluss an einen oder mehrere Erziehungsurlaube wird gerne von der Möglichkeit einer Teilzeitbeschäftigung Gebrauch gemacht.
>
> Nach Angaben des Statistischen Bundesamtes[17], lag das durchschnittliche Alter
>
> - der Erstgebärenden in Deutschland im Jahr 2015 bei 29,6 Jahren,
> - für das zweite Kind bei 31,8 und
> - für das dritte bei 33,0 Jahren.
>
> Bei der Einstellung von Wiedereinsteigerinnen nach dem Erziehungsurlaub ist möglicherweise eine Phase der Aktualisierung notwendig. Dies betrifft Bereiche wie die Praxissoftware, abrechnungstechnische Details (KV-EBM, GOÄ, BG-GOÄ, IGV) oder auch Qualifikationen (z. B. Röntgenschein).

6.4 Arbeitsvertrag

Achtung: Arbeitsverträge sind wichtige Dokumente, die im Falle juristischer Auseinandersetzungen zur Rechtsfindung herangezogen werden.

---

[16] Gesetz zum Schutze der erwerbstätigen Mutter (Mutterschutzgesetz – MuSchG) zweiter Abschnitt, §3 vom 20. Juni 2002 (BGBl. I S. 2318), zuletzt geändert am 23. Mai 2017 (BGBl. I S. 1228)

[17] https://www.destatis.de/DE/ZahlenFakten/GesellschaftStaat/Bevoelkerung/Geburten/Tabellen/GeburtenMutterAlterBundeslaender.html, Seitenaufruf: 22.02.2017

Daher empfiehlt es sich, diese Arbeitsverträge von einem entsprechend qualifizierten Juristen entwerfen oder zumindest überprüfen zu lassen (Fachanwalt für Arbeitsrecht). Exakte juristische Formulierungen sind bei späteren Auseinandersetzungen hilfreich. Fehler oder Nachlässigkeiten können teuer werden.

6.5 Teamführung

Im Bereich der Forschung gibt es zum Thema Team und der Mechanismen der Teamentwicklung umfangreiche Literatur.

In diesem Zusammenhang soll hier als Denkanstoß das **Tuckman-Phasenmodell** vorgestellt werden.

Es besteht aus vier (bzw. fünf) Phasen:

1. **Forming:** In der ersten Orientierungsphase lernen sich die Gruppenmitglieder kennen. Vieles ist unklar, die Leistungsfähigkeit des Teams ist eingeschränkt. Die Fixierung erfolgt auf den Leiter. Es stellen sich Fragen wie: „Was soll ich tun?" oder „Wo stehe ich?". Die Aufgabe der Führungskräfte ist es in dieser Phase, Sicherheit und Orientierung in Form klarer Anweisungen zu geben, Aufgaben aufzeigen und die Arbeitsergebnisse regelmäßig zu kontrollieren.

2. **Storming:** Jetzt beginnt eine „Nahkampfphase", in der die Ziele zunehmend klarer werden. Unterschiedliche Auffassungen treten auf, eine Rollenverteilung bildet sich heraus und damit entstehen erste Machtkämpfe. Die Führungskräfte sollten in der Storming-Phase auf die Disziplin achten und auch zu Konflikten ermutigen. Persönliche Angriffe sind jedoch zu unterbinden. Hier können Kommunikationstechniken zum Einsatz kommen. Außerdem kann mit ersten vom Team erreichten Erfolgen die Motivation aufrechterhalten werden.

3. **Norming:** Dies ist die eigentliche Organisationsphase, in der klare Strukturen und Verabredungen getroffen werden.

Teamführung

6.5

Wichtige Fragen sind "Wie können wir das Ziel erreichen?" oder "Wie wollen wir miteinander umgehen?". Es kommt zu einer Versachlichung. Als Praxisinhaber helfen Sie Ihren Mitarbeitern am besten, indem sie z. B. Aufgaben übertragen, Wortführer stärker einbinden, Teambesprechungen ansetzen und Erfolge sichtbar machen.

4. **Performing:** Die sogenannte Integrationsphase. Es tritt die Selbstorganisation in den Vordergrund. Die Praxisteams werden kreativer und flexibel im Umgang. Die Strukturen und der Umgang miteinander sind geklärt. Die Fragestellungen konzentrieren sich auf "Wer hat was zu tun?" oder "Wie können wir das Ziel am effektivsten erreichen?". Nun ist es an der Zeit, als Führungskraft Aufgaben weiter an die Mitarbeiter zu übertragen und dabei offen für Neuerungen zu sein.

Im Normalfall der Einzel- oder Gemeinschaftspraxis werden viele Aufgaben im Bereich Personal, wie Lohn- und Gehaltsabrechnung, durch eine Steuerkanzlei übernommen. So bleibt dem Praxisinhaber die Aufgabe der Personalführung.

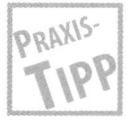

> **PRAXIS-TIPP**
> Führen bedeutet, auf die Fähigkeiten, das Engagement, das Verhalten und die Leistung der Mitarbeiterinnen einzuwirken, so dass die Praxisziele erreicht werden.

Der Erfolg der Praxis hängt neben der medizinischen Kompetenz des Praxisinhabers wesentlich von folgenden Faktoren des Personals ab:

- Fähigkeiten
- Engagement
- Leistung
- Verhalten

Hier können zur Objektivierung mehrere Indikatoren herangezogen werden:

- Betriebsklima
- Mitarbeiterzufriedenheit

- Patientenzufriedenheit
- Arbeitsproduktivität
- Organisation

> Es ist ein nicht zu verachtender Kommunikationsaufwand notwendig. Denn nicht zu kommunizieren bedeutet in diesem Zusammenhang auch, nicht zu führen!

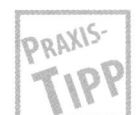

PRAXIS-TIPP

Daher sind Teambesprechungen, die regelmäßig und strukturiert stattfinden und allen Mitarbeiterinnen die Möglichkeit geben, aktuelle Themen und Probleme anzusprechen, nicht nur im Sinne eines gelebten Qualitätsmanagements notwendig und sinnvoll.

Durch systematische Teamführung soll Folgendes erreicht werden[18]:

- gesteigerte Produktivität durch bessere Praxisorganisation
- höhere Patientenzufriedenheit
- zufriedene Kooperationspartner
- erfolgreichere Marketingarbeit
- höhere Innovationsfähigkeit
- geringere Stressbelastung
- zufriedenere Mitarbeiterinnen
- Minimierung interner Diskrepanzen

Das hört sich gut und schlüssig an, aber wie ist dieser Zustand zu erreichen? Ein paar Anregungen:

- regelmäßige Teambesprechungen abhalten
- Mitarbeiterbefragungen durchführen (je nach Praxisgröße)
- Entwicklung von Stellenbeschreibungen
- Mitarbeiterbeurteilungssystem etablieren
- Jahresgespräche durchführen

---

[18] In Anlehnung an: K.-D. Thill: Teamführung in der Arztpraxis – Einfach gut führen. Deutscher Ärzteverlag ISBN 978-3-7691-3239-7

6.5

In jeder Praxis gleicht sich die Zusammensetzung der Mitarbeiterschaft, wenn man eine Charakterisierung nach Arbeitsleistung und dem Leistungspotenzial vornimmt. So gibt es

- Leistungsträger, die eine optimale Balance zwischen hoher Leistungsbereitschaft und Effizienz vereinen,
- Fleißige, die viel arbeiten, aber noch Potenzial im Leistungsbereich haben,
- genauso wie „Stille Wasser", die effektiv sind, aber wenig Motivation verspüren,
- oder auch die klassischen Fehlbesetzungen.

Hier können und müssen Führungsinstrumente eingesetzt werden, um die „Performance" der einzelnen Mitarbeiter und damit des gesamten Praxisteams zu optimieren.

Jeder Mitarbeiter befindet sich in einem gewissen Handlungsrahmen: Fähigkeiten, Verhalten, Leistung und Engagement beeinflussen sich gegenseitig. Dazu kommen die äußeren Rahmenbedingungen durch das Arbeitsumfeld und Beeinflussungen durch die individuelle Situation im privaten Bereich. Als Arbeitgeber können nur die im Arbeitsumfeld liegenden Faktoren beeinflusst werden. Ansatzweise ist im Bereich der fachlichen Fähigkeiten ein „Empowerment" möglich.

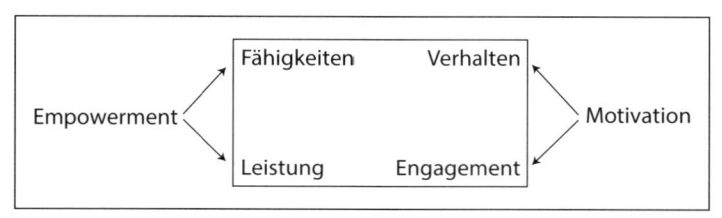

Abbildung 10: Der Handlungsrahmen

Auch für eine praxisinterne Kommunikation gibt es zwischenzeitlich serverunabhängige Kommunikationssoftware.[19]

---

[19] Medikit: www.medikit.net

Wie eng die menschlichen Beziehungen innerhalb der Praxis zwischen Praxisinhaber(n)/Ärztinnen und Ärzten im Verhältnis zu den nichtärztlichen Mitarbeitern sein sollen, muss praxisindividuell geklärt werden. Duzen oder nicht, die Ansprache in Anwesenheit von Patienten und die Wahrung einer gewissen Distanz sollten wohlüberlegt und abgestimmt erfolgen.

Aus eigener Erfahrung hat sich folgendes Muster beim Autor als brauchbar herauskristallisiert: Mit allen nichtärztlichen Mitarbeitern beim höflichen „Sie" bleiben, Ärztinnen und Ärzte können sich (auch in Anwesenheit von Patienten) untereinander Duzen. Eine Variante wäre Ansprache mit Vorname und Sie für die Mitarbeiter, wenn dies so von beiden Seiten gewünscht wird und konsentiert ist.

Die Praxisführung wird immer wieder aktiv und korrigierend eingreifen müssen, um Missstände abzustellen. Hier sind im Zweifelsfall sogar arbeitsrechtliche Maßnahmen notwendig. Und gerade in diesem Bereich sind teure Fehlreaktionen häufig.

6.5.1 Fehlverhalten von Mitarbeitern

Kommt es zu einem Fehlverhalten einer Mitarbeiterin/eines Mitarbeiters, so ist ein nach Schweregrad angepasstes sanktionierendes Vorgehen möglich:

Die einfachste Version ohne arbeitsrechtliche Konsequenzen ist die **Verwarnung**, bei der einer Mitarbeiterin/einem Mitarbeiter unmissverständlich klargemacht wird, dass das (wiederholte) Fehlverhalten nicht geduldet wird und welche Verhaltensänderung erwartet wird. Formal gibt es keine Dokumentationsregeln, es empfiehlt sich aber, eine kurze schriftliche Notiz zu erstellen.

Die nächste Eskalationsstufe ist die **Abmahnung**: Um eine Abmahnung aussprechen zu können, muss die Mitarbeiterin eine Pflichtverletzung begangen haben, also gegen vertraglich Vereinbartes verstoßen haben. Der Arbeitgeber hat eine Beweis-

Teamführung

6.5

pflicht, d. h. er muss zum Was, Wann, Wo und Wie sowie Wem gegenüber dokumentieren und ausdrücklich auf die Kündigung hinweisen, sofern keine Veränderung des abgemahnten Sachverhaltes eintritt.

Die letzte Stufe ist die verhaltensbedingte **Kündigung** des Arbeitsverhältnisses. Die Hürden dafür sind hoch, so verlangen die Arbeitsgerichte mindestens zwei bis drei Abmahnungen, die gleichartige Pflichtverletzungen ahnden, und der abgemahnten Person muss hinreichend Zeit und Gelegenheit gegeben werden, die missbilligten Verhaltensweisen zu verbessern.

> **Achtung:** Eine außerordentliche Kündigung ist aber nur aus einem wichtigen Grund möglich (z. B. aggressive Tätlichkeiten gegenüber Vorgesetzten, Kollegen oder Mitarbeitern, betrügerische Angaben, Diebstähle, die über Bagatellen hinausgehen, und Unehrlichkeit in Vertrauensstellungen). Die sog. Entlassungserklärung hat schriftlich zu erfolgen und muss mit einer handschriftlichen Unterschrift versehen sein.

Für die Entlassung von Auszubildenden, Schwangeren und Wöchnerinnen müssen die Regelungen des Berufsbildungsgesetzes bzw. des Mutterschutzgesetzes beachtet werden.

Die Entlassung muss dem/r Betroffenen zugehen, d. h. übergeben oder zugestellt werden.

> **Hinweis:** Da die Kündigung wesentliche Auswirkungen auf die finanzielle und soziale Situation der gekündigten Mitarbeiterin hat, wird diese versuchen, sich mit allen zur Verfügung stehenden rechtlichen Mitteln dagegen zu wehren bzw. über den Nachweis formaler Fehler einen Arbeitsgerichtsprozess anzustreben, um über einen Vergleich noch etwas „herauszuholen".

Kurz & knapp

Das Personal in der Arztpraxis ist nicht nur einer der wesentlichen Ausgabenposten, sondern auch die entscheidende Größe im Praxiserfolg oder -misserfolg. Es werden den Betreibern einer Praxis nicht nur Kompetenzen im Bereich Personalführung und Personalentwicklung, sondern auch Kenntnisse in anderen Gebieten wie Arbeitsrecht, Arbeitsschutz bis hin zur Entwicklung einer Gehaltsstruktur abverlangt. Fehler oder Unzulänglichkeiten in diesen Bereichen haben Auswirkungen auf das Arbeitsklima, die Außenwirkung und die finanzielle Situation der Praxis.

Es kann durchaus sinnvoll sein, bei Themen, die die eigenen Kompetenzen und Zeitressourcen überschreiten, professionelle Unterstützung einzukaufen.

7 Praxismarketing

Eine Praxis soll von potenziellen Kunden auch gefunden werden. Das Leistungsangebot soll für die Zielgruppe der potenziellen Patienten und Zuweiser transparent gemacht und eine Kontaktaufnahme vereinfacht werden. Hierzu müssen Überlegungen angestellt werden, wie und mit welchen Mitteln dies gestaltet werden soll. Bei den grundsätzlichen Überlegungen zum Praxismarketing geht es darum, einen chaotischen Wildwuchs und auch einen damit eng verbundenen unwirtschaftlichen Mitteleinsatz zu vermeiden.

Vom Telefonbucheintrag bis hin zu speziellen Adressverzeichnissen, von Anzeigenschaltung in Sonderbeilagen von regionalen Tageszeitungen, Gestalten von Internetseiten und CI-Designs oder Vereinszeitschriften bis hin zu Fachverbänden wollen alle diese externen Dienstleister nur Ihr Bestes: Ihr Geld.

7.1 Welche Medien stehen zur Verfügung?

Telefonbucheinträge/Branchenverzeichnisse

Diese haben im Zeitalter des Internets und des Smartphones möglicherweise nicht mehr die gleiche Bedeutung wie früher. Auch Aktualisierungen können nur mittelfristig eingepflegt werden.

Internetseite

Viele Internetpräsenzen von Praxen dienen mehr der Selbstbeweihräucherung der dort tätigen Ärzte als einer effektiven Kundenansprache. Manchmal ist es hilfreich, sich in die Rolle eines potenziellen Patienten zu versetzen, der auf der Suche nach dem richtigen Therapeuten für sein vermeintliches gesundheitliches Problem ist.

Welche Medien stehen zur Verfügung?

7.1

Welche Informationen werden gebraucht?

- fachliche Ausrichtung der Praxis
- Wer sind die handelnden Personen?
- Erreichbarkeit und Öffnungszeiten
- Wie komme ich zu einem Termin?
- Was unterscheidet diese Praxis von einer anderen?

Zu beachten ist auch die Aktualität der Internetseite – es gibt kaum eine schlimmere Geldverschwendung, als sich für viel Geld eine vermeintlich tolle Internetpräsenz aufbauen zu lassen, bei deren Betrachtung dem Patienten sofort auffällt, dass die Inhalte veraltet sind.

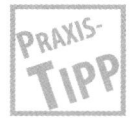

> **PRAXIS-TIPP**
>
> Wenn schon eine Internetseite, warum nicht auch Kommunikation einbauen?

Gerade für Arztpraxen gibt es zusätzliche Anwendungen, die in diesem Rahmen hervorragend eingesetzt werden können:

- **E-Mail-Adresse auf der Kontaktseite:**
  Die Bearbeitung und Beantwortung der Anfragen muss zeitnah sichergestellt werden.

- **Nutzung eines Online-Terminbuchungssystems:**
  Gerade Menschen mit höherem Bildungsgrad und damit verbundenem höherem sozialen Status haben eine höhere Affinität zu innovativen Technologien und schätzen es u. a., am Wochenende einen Termin beim Arzt buchen zu können. Wenn das System einigermaßen intelligent aufgebaut ist, können beispielsweise Module wie ein Terminerinnerungssystem oder sinnvolle Patientenkommunikation mitgenutzt werden. Von der Information, bestimmte Unterlagen zum Termin mitzubringen (Versicherungskarte, Impfausweis, Allergiepass, Marcumar-Ausweis, Entlassbriefe, Vor-Befunde, Röntgenbilder …), bis zum Vorabversand von Fragebögen und Einwilligungsunterlagen oder Verhaltensempfehlungen (z. B. Nüchternheit) kann auch die Praxisorganisation smarter gestaltet werden.

- **Videosprechstunde:**
  Für Praxen im ländlichen Raum oder Facharztpraxen mit einem großen Einzugsgebiet könnte auch die Einführung einer Videosprechstunde ein interessantes Werkzeug sein.
- **Arztbewertungsportale:**
  Sollte die Praxis durch Arztbewertungsportale gut bis sehr gut bewertet worden sein, kann diese Information durchaus auch auf der eigenen Web-Seite platziert werden.
- **Zertifiziertes Qualitätsmanagement:**
  Ist eine Praxis mit Brief und Siegel zertifiziert, sollte sich diese Information auch auf der Internetseite finden.

Anzeigen in Tageszeitungen

Damit kann sich die Praxis immer wieder in Erinnerung rufen. So sind urlaubsbedingte Praxisschließungen oder die Ankündigung geänderter Sprechstundenzeiten sowie die Aufnahme neuer Partner gute Anlässe, eine Anzeige zu schalten.

Briefpapiere, Visitenkarten

Mit diesen wird die sog. Corporate Identity transportiert und eine Wiedererkennung ermöglicht.

Patientenbefragungen

Das primäre Ziel sind zufriedene Patienten, die die Praxis weiterempfehlen. Wichtige Informationen zum Stand der Dinge in diesem Bereich können durch gezielte Patientenbefragungen (wie sie im Rahmen eines gelebten Qualitätsmanagements vorgesehen sind) oder einem Beschwerdemanagement erhalten werden.

Zuweisermanagement

Es gibt einen kompetenten und zügigen Informationsaustausch mit den Kolleginnen und Kollegen. Dazu gehört auch das regelmäßige Auswerten der Zuweiserstatistik aus der Praxis-EDV:

Wer überweist Patienten in die Praxis? Und vor allem: Gibt es im Verlauf der Zeit Veränderungen?

Der Bekanntheitsgrad im Kollegenkreis steigt durch die Präsenz der ärztlichen Leistungserbringer bei gemeinsamen Veranstaltungen mit anderen Ärztinnen und Ärzten, vom Ärztestammtisch bis hin zum Qualitätszirkel, bei Fortbildungen oder Veranstaltungen zu berufspolitischen Themen.

Funktioniert die Kommunikation mit den Kollegen, dann gehen Privatpatienten beim „Feindflug" nicht verloren.

Gerade bei Neueinsteigern ist eine Kontaktaufnahme mit den anderen Kolleginnen und Kollegen zu empfehlen.

7.2 Praxisinternes Marketing

Wer von den fachlichen und menschlichen Qualitäten seines Arbeitgebers überzeugt ist, verbreitet diese Information innerhalb des persönlichen Umfelds. So können Mitarbeiter, die stolz sind, in einer solchen Umgebung zu arbeiten und sich mit „ihrer" Arztpraxis identifizieren, ein positives Bild transportieren und über „Empfehlung" Privatpatienten und Patienten (und auch weitere Mitarbeiter) aus dem eigenen Umfeld generieren.

Damit ist das interne Marketing in einem engen Zusammenhang mit dem Thema „Führung" in der Arztpraxis zu betrachten *(s. a. Kap. 6.5)*.

Um hier erfolgreich zu agieren, können viele Maßnahmen eingesetzt werden. Das Spektrum reicht von klassischen Teambildungsmaßnahmen bis zu „Kleinigkeiten", wie an Geburtstage zu denken, indem persönlich oder mit einer Grußkarte gratuliert wird, oder auch Weihnachtsfeiern.

Wichtiger als der finanzielle Aufwand ist oft das Persönliche daran: Der Ausdruck der Wertschätzung gegenüber der Mitarbeiterinnen und Mitarbeiter. Leider gehen solche Ansätze im umtriebigen Praxisalltag oft verloren.

7.3 Ärztebewertungsportale

Mit der Verbreitung des Internets über alle Bevölkerungsschichten kamen auch Ärztebewertungsportale (z. B. Jameda) auf. Problematisch ist an diesen Bewertungsportalen, dass die Zufriedenheit mit der ärztlichen Behandlung bewertet wird, jedoch der Patient die ärztliche Kompetenz und die Qualität der Behandlung nicht bewerten kann.

Auch scheint es eine Selektion der Meinungen zwischen extrem positiven und extrem negativen Bewertungen zu geben, was wohl damit zusammenhängt, dass sich Patienten besonders dann in den Bewertungsportalen äußern, wenn sie mit der Behandlung entweder sehr oder gar nicht zufrieden waren. Um die in den Arztbewertungsportalen enthaltenen Informationen einzuordnen, wird seitens der Patienten ein kritischer Blick und ein gewisses Maß an Medienkompetenz notwendig sein; das kann nicht durchgängig vorausgesetzt werden.

Für naturwissenschaftlich ausgebildete Ärzte mit Kenntnissen in Statistik können solche Bewertungen kaum ernst zu nehmen sein. Möglicherweise können aber bei einem positiven Betrachtungsversuch Feedbackmöglichkeiten genutzt und Schwachstellen in der Praxis aufgedeckt werden.

7.4 Der informierte Patient

Ein weiterer Effekt der Informationsgewinnung aus dem Internet sind in zunehmender Zahl Patienten, die sich zu ihrer Erkrankung bereits Informationen aus dem Internet beschafft haben.

Aus einer Studie der Bertelsmann-Stiftung[20], bei der die per Online-Befragung erhobenen Angaben von 804 niedergelas-

---

[20] Böcken J, Braun B, Meierjürgen R (Hrsg.). Gesundheitsmonitor 2016, Bürgerorientierung im Gesundheitswesen, Kooperationsprojekt der Bertelsmann Stiftung und der Barmer GEK: Erfahrungen, Einstellungen und Umgang von Ärzten mit informierten Patienten

7.4

senen Ärzten ausgewertet werden konnten, geht hervor, dass sich immer mehr Patienten selbst informieren. So kommt es an einem normalen Arbeitstag bei einem Viertel der befragten Ärzte zu dem Kontakt mit mehr als 30 % der Patienten, die sich Informationen über ihre Erkrankung aus dem Internet besorgt haben. Im Zentrum stehen die Themenbereiche: Therapien, Krankheitssymptome, Erkrankungen im Allgemeinen und Krankenkassenleistungen.

Diese Selbstinformationen werden von den Ärzten kritisch gesehen, da sie negative Auswirkungen auf die Compliance und die Zuverlässigkeit der Medikamenteneinnahme befürchten. Die Empfindungen der Ärzte schwanken zwischen Freude über das Interesse der Patienten (40 %) bis Ärger darüber, dass der Patient sich mit seiner Frage nicht erst an den Arzt gewendet hat (10 %). Bei 7 % stellt sich das Gefühl ein, dass der Patient ihnen nicht vertraut.

Aus Sicht der Patienten macht die Nutzung von Informationen aus dem Internet diese mündiger. So geben 48 % der Befragten bei einer Studie der bitkom aus dem Jahr 2017[21] an, dass die Recherche im Internet hilft, souveräner gegenüber dem Arzt aufzutreten, und bei 32 % hilft die Internetrecherche, den Arzt besser zu verstehen. 24 % der Befragten gaben an, dass sich dank der Gesundheitsrecherche ihre gesundheitliche Versorgung verbessert. Diese Studie zeigt zudem, dass sich mehr als die Hälfte der Patienten (55 %) im Internet über Gesundheitsthemen informiert und die Internetrecherche bei einem Fünftel der Befragten Auswirkungen auf die Behandlung hatte, indem eine Therapie oder Medikation verschrieben wurde, nachdem der Arzt aufgrund der eigenen Recherchen darum gebeten wurde und in ebenfalls 20 % aufgrund der Informationen aus dem Internet die Dosierung eines Medikamentes verändert bzw. ganz darauf verzichtet wurde.

---

[21] Gesundheit 4.0, Dr. Bernhard Rohleder/Bitkom-Hauptgeschäftsführer, Prof. Dr. Siegfried Jedamzik/Geschäftsführer der Bayerischen Teleallianz, Berlin, 27. März 2017

Allerdings haben die Praxen auch die Möglichkeit, den Informationsfluss mitzugestalten, indem vertrauenswürdige und laienverständliche Informationen vorgehalten oder Hinweise auf gute Informationsquellen gegeben werden.

> **Seriöse Informationsquellen:**
> - patienteninformation.de (ÄZQ – Ärztliches Zentrum für Qualität in der Medizin)
> - patientenberatung.de (UPD – Unabhängige Patientenberatung in Deutschland)
> - gesundheitsinformation.de (IQWiG – Institut für Qualität und Wirtschaftlichkeit im Gesundheitswesen)

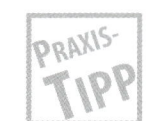

PRAXIS-TIPP

Woher beziehen die Patienten ihre Informationen?
- wikipedia.org
- Jameda.de
- apotheken-umschau.de

(Quelle: Studie der Bertelsmann-Stiftung und eigene Erfahrungen)

Es gibt gute Gründe, die Selbstinformation zu fördern: Einerseits wird damit ein Wunsch der Patienten erfüllt, die an den Behandlungsentscheidungen beteiligt werden wollen, wofür eine gute Informationsgrundlage die wesentliche Voraussetzung darstellt. Im 21. Jahrhundert ist der mündige Patient Realität. Außerdem sind die negativen Auswirkungen einer geringen Gesundheitskompetenz bekannt:

- schlechtere Behandlungsergebnisse
- geringere Inanspruchnahme von präventiven Angeboten
- schlechteres Einnahmeverhalten von Medikamenten
- mehr Krankenhausaufenthalte
- erhöhte Sterblichkeit

Damit sollte der gut informierte Patient ein Ziel des ärztlichen Handelns sein und seriöse Bezugsquellen seitens der Praxis zur Verfügung gestellt werden.

7.5 Arzt und Werbung

Nachdem bis in das Jahr 2000 ein generelles Werbeverbot galt und die ärztliche Außendarstellung auf wenige sachliche Informationen beschränkt war, wurden diese restriktiven Vorgaben in den folgenden Jahren deutlich gelockert.

Die Rahmenbedingungen der ärztlichen Werbung werden durch folgende Vorgaben gesetzt:

- Berufsrecht (Berufsordnung der Landesärztekammern)
- Heilmittelwerbegesetz
- Gesetz gegen den unlauteren Wettbewerb

Grundsätzlich gilt:

„Die Grenze der Berufswidrigkeit ist jedoch nach wie vor überschritten, wenn das Vertrauen in die Integrität des Arztberufes, insbesondere durch anpreisende oder irreführende Werbung, in Gefahr gerät." [22]

Generell dürfen nach dem Berufsrecht Ärzte die Öffentlichkeit über ihre Berufstätigkeit informieren und bei ihren Patienten für ihr Leistungsangebot werben. Dabei hat diese berufsbezogene Werbung den Maßstäben der Sachlichkeit und Angemessenheit zu genügen.

Berufswidrig ist demnach anpreisende, irreführende oder vergleichende Werbung. Verboten ist außerdem, wenn Unternehmen mit Bildern, unter Namensnennung oder unter Verwendung von Zitaten des Arztes Werbung machen, ebenso deren Duldung (Umgehungverbot).

Kurz & knapp

Im Zeitalter des Internets existieren zunehmende Möglichkeiten, die Praxis und deren Leistungsspektrum nach außen

---

[22] Deutsches Ärzteblatt/ DOI:10.3238/arztebl.2017.baek.arzt_werbung_oeffentlichkeit01

darzustellen. Andererseits muss sich das Praxisteam auch auf durch das Internet mehr oder minder gut vorinformierte Patienten einstellen.

Praxismarketing ist nicht nur als externe Angelegenheit zu betrachten. Die Möglichkeit der eigenen Mitarbeiter, als Multiplikatoren zu wirken, sollte berücksichtigt und auch genutzt werden.

Die gute Einbindung in eine Zu- und Überweiserstruktur und eine Zusammenarbeit mit Krankenhäusern in der Umgebung ist zu beachten, um den Patienten in die jeweils seinem Versorgungs- und Behandlungsbedarf entsprechende Struktur einzusteuern.

8 IT in der Arztpraxis

Die Themen „Datenschutz, Datensicherheit und Informationssicherheit" erhalten in der Öffentlichkeit zunehmend Präsenz. Gerade für Praxen sind sie von großer Bedeutung, denn Gesundheitsdaten sind „personenbezogene Daten" im Sinne des Bundesdatenschutzgesetzes.

Der Gesetzgeber hat im Rahmen des E-Health-Gesetzes[23] Ärzte und Psychotherapeuten verpflichtet, ab 1. Juli 2018 die Versichertendaten auf der elektronischen Gesundheitskarte online zu prüfen und zu aktualisieren (= Versichertenstammdatenmanagement (VSDM)). Dazu bedarf es eines weiteren Ausbaus der Telematik-Infrastruktur (TI) in Arztpraxen, Krankenhäusern und Apotheken. Mit der Einführung dieser digitalen Datenautobahn sollen medizinische Daten immer dann zur Verfügung stehen, wenn sie für eine Behandlung benötigt werden. Voraussetzung hierfür war die Einführung der elektronischen Gesundheitskarte (e-GK).

Diese Struktur ermöglicht den Zugriff auf folgende Informationen auf der e-GK:

- Aktualisierung der Versichertendaten durch den Online-Abgleich
- Notfalldaten (Allergien, Vorerkrankungen)
- Medikationsplan (Anspruch bei 3 oder mehr verordneten Medikamenten)
- elektronische Patientenakte
- elektronisches Patientenfach (Patient kann Daten über die elektronische Patientenakte hinaus eintragen)

Daneben regelt das E-Health-Gesetz noch weitere Bereiche, wie den elektronischen Arztbrief, welcher mittels eines e-Arztausweises signiert werden kann, und die Videosprechstunden für Bestandspatienten.

---

[23] Gesetz für sichere digitale Kommunikation und Anwendungen im Gesundheitswesen (E-Health-Gesetz), BGBl. I 2015 S. 2408, in Kraft getreten am 1. Januar 2016

8.1 Praxisverwaltungs-Software (PVS)

Gemäß der aktuellen Installationsstatistik der KBV vom 30.9.2016[24] kann der Praxisinhaber zwischen 172 zertifizierten Praxisverwaltungssystemen für Arztpraxen wählen.

Folgende Funktionalitäten werden in einem PVS abgebildet:

- elektronische Patientenakte
- Online-Abrechnung
- Terminplanung
- Buchhaltung
- elektronische Kommunikation mit Kollegen

Die Unterstützung durch eine Praxisverwaltungs-Software ist heute nicht mehr wegzudenken. Ein Einreichen der handbeschrifteten Scheine bei der KV ist nicht mehr möglich, so dass nun jede Praxis eine elektronische Datenübertragung mit der zuständigen KV etablieren muss.

Die Anforderungen an die eingesetzte Software werden seitens der KBV genau definiert. Zum Stand September 2016 gab es 172 verschiedene PVS-Systeme auf dem Markt. *Tabelle 5* zeigt die 8 häufigsten installierten Systeme[25].

Auffällig ist, dass zwei Anbieter (Compu Group Medical Deutschland AG und medatixx GmbH & Co. KG) das Anbieterfeld beherrschen. Mit Psyprax konnte sich ein speziell für psychotherapeutische Praxen entwickeltes PVS etablieren. Das Orbis-System ist ursprünglich für den Krankenhausbereich entwickelt und als häufigstes Krankenhaus-Informations-System (KIS) dort vertreten.

Die Anforderungen an ein Praxisverwaltungssystem gehen, je nach Ausrichtung der Praxis, über die Grundvoraussetzungen des Führens einer elektronischen Patientenakte und der

---

[24] KBV Berlin 2.12.2016: IT in der Arztpraxis/Verzeichnis zertifizierter Software – Übersichtsmatrix (KBV_ITA_SIEX_Verzeichnis_Zert_Software), Dezernat 6: Informationstechnik, Telematik und Telemedizin

[25] Quelle: KBV – IT in der Arztpraxis, Installationsstatistik-Systeme, Stand 30.09.2016

Online-Abrechnung mit der KV weit hinaus. So sind Terminplanung, Buchhaltung oder auch die elektronische Kommunikation weit verbreitete Anwendungen. Zusätzliche PACS für die Speicherung der Ergebnisse bildgebender Untersuchungsverfahren, Mehrmandantenfähigkeit in größeren Praxiseinheiten oder Schnittstellen zu anderen Anwendungen, wie z. B. Online-Terminbuchungen sowie Videosprechstunden stellen besondere Herausforderungen an die Softwarefirmen dar.

Tabelle 5: Die am häufigsten installierten Praxisverwaltungssysteme

Praxissoftware	Anbieter	Installationen
Medistar	CGM	14 583
Turbomed	CGM	12 624
PSYPRAX	Psyprax GmbH	10 273
x.Isynet	medatixx GmbH & CO. KG	6 112
ALBIS	CGM	6 005
x.Comfort	medatixx GmbH & Co. KG	4 490
Compumed M1	CGM	4 001
Orbis	Agfa Health Care AG	3 922

Vor der Entscheidung für ein PVS empfiehlt es sich, anhand eines Kriterienkataloges zu überprüfen, welche Anforderungen das System für die geplante Praxiskonstellation erfüllen muss. Die Kassenärztliche Bundesvereinigung führt Übersichten, welche PVS für welche Funktionen zugelassen sind. Siehe: http://www.kbv.de/html/5614.php.

Neben der Funktionalität spielen auch die Servicequalität und die Verfügbarkeit einer Telefonhotline sowie die Reaktionsgeschwindigkeit des betreuenden Softwareunternehmens bei Problemen oder gar Systemabsturz eine Rolle. Die Kontaktaufnahme mit bereits niedergelassenen Kollegen über deren Erfahrungen mit der eingesetzten Software kann ebenfalls hilfreich für die Entscheidungsfindung sein.

Viele PVS bieten auch die Funktion der Privatabrechnung, Abrechnung nach UV-GOÄ oder von Selbstzahler-Leistungen (IGeL) an, so dass sämtliche anfallenden Leistungen einer Praxis erfasst und abgerechnet werden können.

8.2 Umgang mit (digitalen) Patientendaten

Sämtliche patientenbezogenen Daten und Informationen, vom Arztkontakt über den Gesundheitszustand bis zur Krankengeschichte oder künftige Behandlungen/Therapien, sind vertraulich zu behandeln. Patientendaten dürfen grundsätzlich nur mit Zustimmung des Patienten oder auf gesetzlicher Grundlage weitergegeben werden.

Die Geheimhaltungspflicht besteht gegenüber jedermann, d. h. auch gegenüber Familienangehörigen des Patienten sowie gegenüber Familienangehörigen des Praxisteams (Schweigepflichterklärung!).

Außer allen Praxismitarbeitern sollen auch externe Personen (z.B. EDV-Support-Mitarbeiter), die Zugang zur personenbezogenen Daten haben, und das Reinigungspersonal die Datenschutzregelungen der Praxis kennen und die Datenschutzerklärungen unterschreiben.

Laut Bundesdatenschutzgesetz muss in Praxen mit mehr als neun Mitarbeitern, die ständig mit der automatisierten Verarbeitung personenbezogener Daten beschäftigt sind, ein Datenschutzbeauftragter schriftlich festgelegt werden (§ 4 Beauftragter für den Datenschutz, BDSG). Daten und Aufzeichnungen sind in abschließbaren Schränken in Räumen aufzubewahren, die ausreichend gegen Brand und Diebstahl geschützt sind.

IT in der Arztpraxis

Was bedeutet das für die Praxis?
- Berücksichtigung der datenschutzrechtlichen Vorschriften
- Bestellung eines betrieblichen Datenschutzbeauftragten
- Aus- und Weiterbildung eines Mitarbeiters in der Praxis

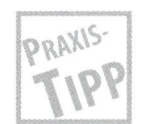

PRAXIS-TIPP

Natürlich können diese Verantwortlichkeiten delegiert und extern eingekauft werden.

Anhand einer Datenschutz-Risikoanalyse lassen sich Problemfelder in diesem Bereich mit Handlungsbedarf im eigenen Praxisumfeld erkennen:

- Telefongespräche:
  Patienten im Wartebereich können mithören.
- Gespräche am Empfang:
  Patienten im Wartebereich können mithören.
- Ablage von Rezepten:
  Rezepte können von unberechtigten Personen eingesehen oder gar entwendet werden.
- Ablage von Patientenakten:
  Bei Ablage im Empfangsbereich können Akten entwendet oder eingesehen werden.
- Umgang mit Taxifahrern:
  Taxifahrer erhalten vertrauliche Informationen über Patienten.
- Schreibarbeiten im Empfangsbereich:
  Die Bildschirme können von anwesenden Patienten eingesehen werden.
- Ablage im Archiv:
  Das Archiv wird nicht verschlossen.
- Vernichtung von Daten:
  Daten werden nicht unkenntlich gemacht.
- Unberechtigtes Erfassen von Patientendaten:
  Es wurde unterlassen, die Zustimmung des Patienten einzuholen.

8.2

- Datenfernwartung:
  Unberechtigter Zugriff auf vertrauliche Daten.
- Verwendung persönlicher Dateien auf Praxiscomputern:
  Unberechtigte Nutzung von Praxiscomputern.

Achtung: Vorsicht im Umgang mit mobilen Datenträgern wie USB-Sticks, CD-ROM und DVD: Schadsoftware kann in das Praxisverwaltungssystem eingespielt werden und Daten können leicht entwendet werden!

8.2.1 Schutz vor Einsichtnahme und Zugriff

Es ist beim Umgang mit Patientendaten das informelle Selbstbestimmungsrecht des Patienten zu beachten. Unbefugte Dritte dürfen weder im Empfangsbereich noch in den Behandlungsräumen Einblick oder gar Zugriff auf Patientenakten erhalten. Papiergebundene Akten dürfen in keinem Fall so bereitgelegt werden, dass andere Patienten Kenntnis nehmen können. Bildschirme sind so aufzustellen, dass nur Arzt und Praxispersonal diese einsehen können, ggf. sind EDV-Arbeitsplätze auch zu sperren, um die Einsichtnahme durch wartende Patienten zu verhindern.

8.2.2 Aufbewahrungsfristen

Alle ärztlichen Unterlagen sind grundsätzlich für die Dauer von 10 Jahren nach Abschluss der Behandlung aufzubewahren, soweit keine anderen gesetzlichen Regelungen greifen.

Nach Ablauf der Aufbewahrungsfristen sind die Aufzeichnungen mittels eines Aktenvernichters der Sicherheitsstufe 3[26] oder 4 nach DIN 32757 zu vernichten.

---

[26] Sicherheitsstufe 3 ist empfohlen für vertrauliches Schriftgut und bedeutet bei Streifenschnitt: max. 2 mm Streifenbreite, bei Kreuzschnitt max. 4 mm Breite auf max. 60 mm Partikellänge, aber bei Kunststoffen (wie Identifikationskarten oder Mikrofilm) max. 1 mm^2 Partikelfläche. Sicherheitsstufe 4 wird für geheim zu haltendes Schriftgut empfohlen und bedeutet bei Kreuzschnitt max. 2 mm Breite auf max. 15 mm Partikellänge, aber bei Kunststoffen (wie Identifikationskarten oder Mikrofilm) max. 0,5 mm^2 Partikelfläche.

IT in der Arztpraxis

Tabelle 6: Aufbewahrungsfristen (Quelle: Kassenärztliche Vereinigung Westfalen-Lippe (KVWL) „Dokumentation und Aufbewahrungsfristen", Stand 2015)

Unterlage	Frist
Abrechnungsunterlagen	bis zu 10 Jahre
Arztbrief	10 Jahre
Arbeitsunfähigkeitsbescheinigung	12 Monate
BTM (z. B. Rezeptdurchschrift)	3 Jahre
DMP-Unterlagen (soweit diese personenbezogene Daten enthalten)	15 Jahre
Dokumentation über Anwendung von Blutprodukten und genetisch hergestellten Plasmaproteinen zur Behandlung von Hämostasestörungen	30 Jahre
D-Arzt-Verfahren (Behandlungsunterlagen u. Röntgenbilder)	15 Jahre
EEG-Streifen, EKG-Streifen	10 Jahre
Ergebnisse genetischer Untersuchungen und Analysen	10 Jahre
Gesundheitsuntersuchung zur Früherkennung von Krankheiten (Berichtsvordrucke, Dokumentation)	10 Jahre
Krankenhausberichte	10 Jahre
Krebsfrüherkennungsuntersuchung (Berichtsvordrucke, zytologische Befunde und Präparate)	10 Jahre
Verordnungen (Krankenhausbehandlung, Hilfsmittel usw.)	10 Jahre
Notfall- /Vertretungsschein	10 Jahre
Patienten-Karteikarten, Untersuchungsbefunde und sonstige ärztliche Aufzeichnungen (z. B. Gutachten)	10 Jahre
Laborbuch, Laborbefunde	10 Jahre
Röntgen- /Strahlen**behandlung** (Aufzeichnungen, Berechnungen)	30 Jahre
Röntgen- /Strahlen**diagnostik** (Röntgenaufnahmen, ärztliche Aufzeichnungen)	10 Jahre
Achtung: Röntgen-/Strahlendiagnostik bei Kindern/ Jugendlichen	bis zur Vollendung des 28. Lebensjahres

8.2

Grobe Orientierung:

Für die meisten Unterlagen der Arztpraxis gilt eine Aufbewahrungspflicht von 10 Jahren. Darüber hinausgehende Aufbewahrungszeiten gelten bei D-Arztverfahren und DMP-Unterlagen (15 Jahre) und Dokumentationen bei der Anwendung von Blutprodukten bei Hämostasestörungen und der Röntgen-/Strahlenbehandlung bis zu 30 Jahren.

Da zivilrechtliche Schadensersatzansprüche des Patienten gegen den Arzt gemäß § 199 Abs. 2 BGB erst nach 30 Jahren verjähren, kann es durchaus sinnvoll sein, sämtliche ärztliche Aufzeichnungen und Unterlagen für die Dauer von 30 Jahren aufzubewahren. Nach § 630h Abs. 3 BGB wird vermutet, dass der Arzt eine Maßnahme nicht getroffen hat, wenn diese in der Patientenakte nicht aufgezeichnet oder die Patientenakte entgegen § 630f Abs. 3 BGB nicht aufbewahrt worden ist.

8.2.3 Dokumentation in elektronischer Form

Achtung: Natürlich kann die ärztliche **Dokumentation auch in elektronischer/digitaler Form** geführt werden (§ 630f Abs. 1 Satz 1 BGB), allerdings ist sicherzustellen, dass die **Aufzeichnungen innerhalb der Aufbewahrungsfrist jederzeit wiederverfügbar gemacht werden können.**

Zusätzlich müssen Aufzeichnungen auf elektronischen Datenträgern besonders gesichert und geschützt werden, um die Veränderung, Vernichtung oder unrechtmäßige Verwendung zu verhindern.

8.2.4 Umgang mit Patientendaten bei Praxisaufgabe/Praxisabgabe/Übernahme

Auch nach Praxisaufgabe muss der Arzt ärztliche Aufzeichnungen über seine Patienten und Untersuchungsbefunde aufbewahren oder dafür Sorge tragen, dass sie in gehörige Obhut

IT in der Arztpraxis

gegeben und unter Verschluss gehalten werden (§ 10 Abs. 4 Berufsordnung).

Für die Übergabe an einen Praxisnachfolger oder zur Einsicht durch Dritte muss der Arzt die grundsätzlich in Schriftform erforderliche Zustimmung des Patienten einholen, unabhängig davon, ob die Patientenakte elektronisch oder manuell geführt wird.

Dies gilt auch für den Tod des Arztes. In diesem Fall sind die Erben verpflichtet, die Krankenakten aufzubewahren.

> Sinnvoll ist bei Praxisübergabe oder im Todesfall eine Abstimmung mit der zuständigen Ärztekammer über den Umgang mit Patientenakten.

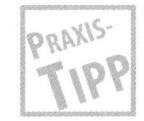

Weitergehende Informationen sind in den Empfehlungen zur ärztlichen Schweigepflicht, Datenschutz und Datenverarbeitung in der Arztpraxis einer gemeinsamen Bekanntmachung der Bundesärztekammer und der Kassenärztlichen Bundesvereinigung zu erhalten: http://www.bundesaerztekammer.de/fileadmin/user_upload/downloads/Schweigepflicht_2014.pdf

Ausführliche Informationen zur Anforderungen an Hard- und Software in der Praxis sowie Hinweise zum Datenschutz hat die Kassenärztliche Bundesvereinigung in einem Leitfaden für Ärzte und Psychotherapeuten zuletzt 2016 zusammengestellt[27].

Kurz & knapp

Die IT ist in der Zwischenzeit zum entscheidenden Werkzeug der Leistungserfassung, Abrechnung und Organisationsunterstützung geworden. Allerdings sind damit auch Fragen der Datensicherheit und des Datenschutzes aufgetreten, für

---

[27] KBV Berlin 2016: Anforderungen an Hard- und Software in der Arztpraxis – Hinweise zum Datenschutz – Ein Leitfaden für Ärzte und Psychotherapeuten

8.2

die praxisindividuelle Lösungen gefunden und deren Wirksamkeit kontinuierlich überprüft werden müssen.

Die Auswahl der eingesetzten Praxisverwaltungssoftware (PVS) richtet sich nach dem Bedarf. Eine Zulassung über die KBV ist eine zwingende Voraussetzung.

Datenschutzgesetze und Aufbewahrungspflichten sind einzuhalten.

9 Dokumentationspflicht

Der Arzt hat sämtliche aus fachlicher Sicht für die derzeitige und künftige Behandlung wesentlichen Maßnahmen und deren Ergebnisse in unmittelbarem zeitlichen Zusammenhang mit der Behandlung aufzuzeichnen, d. h.

- Anamnese
- Diagnosen
- Befunde
- Behandlungsmaßnahmen einschließlich der Dokumentation
- Ergebnis der Behandlung
- Therapien und ihre Wirkungen
- Eingriffe und ihre Wirkungen
- besondere Behandlungsmethoden
- Einwilligungen und Aufklärungen
- Tag der Behandlung
- veranlasste Leistungen
- Arztbriefe (eigene und fremde)

Nachträgliche Berichtigungen und Änderungen von Eintragungen in der Patientenakte sind grundsätzlich zulässig, wenn der ursprüngliche Inhalt in der Akte erkennbar bleibt und das Datum der Änderung hinzugefügt wird.

Dies gilt auch für elektronische Akten. Hier muss die eingesetzte Software gewährleisten, dass nachträgliche Änderungen erkennbar bleiben (z. B. log file).

10 Kontinuierliche Fortbildungspflicht

Zum Selbstverständnis eines jeden Arztes bzw. Psychotherapeuten gehört die kontinuierliche und kompetenzerhaltende Fortbildung.

Die sozialrechtlichen Rahmenbedingungen dazu finden sich in § 95d im SGB V.

Konkret bedeutet das: Niedergelassene Ärzte bzw. Psychotherapeuten müssen innerhalb von fünf Jahren 250 Fortbildungspunkte erwerben (d. h. 50 FB-Punkte pro Jahr).

Die KBV und die BÄK haben im Jahr 2016 aktualisierte „Regelungen zur Fortbildungsverpflichtung der Vertragsärzte und Vertragspsychotherapeuten nach § 95d SGB V" herausgegeben, die auch im Deutschen Ärzteblatt veröffentlicht wurden.

Bei Nichteinhalten dieser Vorgaben der Fortbildungsverpflichtung können folgende Sanktionsmaßnahmen ergriffen werden:

- Honorarkürzungen
- Zulassungsentzug
- Widerruf der Ermächtigung
- Widerruf der Genehmigung der Anstellung

Fortbildungszertifikate werden von den zuständigen Ärzte- oder Psychotherapeutenkammern ausgestellt.

11 Hygiene in der Arztpraxis

Selbstverständlich sind die Arbeitsabläufe in einer Praxis so zu gestalten, dass weder Patienten noch Mitarbeiter durch Infektionen gefährdet sind. Hygiene in der Arztpraxis bedeutet somit den Ausschluss diesbezüglicher Gefahren für die Patienten während einer Behandlung (z. B. invasive Verfahren, Injektionen, Infusionen), aber auch der Mitarbeiter vor Infektionen (z. B. Vermeidung von Nadelstichverletzungen und sicheren Umgang mit Blutprodukten, Sekreten oder Untersuchungsmaterial). Wesentliche rechtliche Grundlagen sind durch das Infektionsschutzgesetz, das Medizinproduktegesetz, die Medizinprodukte-Betreiberverordnung und die berufsgenossenschaftlichen Vorgaben zum Arbeitsschutz und zur Arbeitssicherheit definiert.

Grundsätzlich gilt: Je komplexer die durchgeführten Verfahren sind und je höher die Infektionsgefahr wird, desto umfassender sind die einzuhaltenden Regelungen. So ist es für alle Praxen sinnvoll, einen Hygieneplan und einen Hautschutzplan zu erstellen, aber die Teilnahme an einer Surveillance für nosokomiale Infektionen wird nur bei invasiv tätigen Einrichtungen wie beispielsweise ambulanten Operationszentren oder gastroenterologisch bzw. koloskopisch tätigen Praxen gefordert. Ein besonderer Bereich sind die meldepflichtigen Erkrankungen.

> Das Kompetenzzentrum Hygiene und Medizinprodukte der KVen und der KBV hat einen Leitfaden „Hygiene in der Arztpraxis" herausgegeben, der neben einer vollständigen Darstellung dieser komplexen Thematik auch eine Mustervorlage für einen praxisindividuellen Hygieneplan beinhaltet.

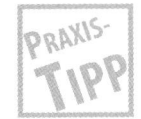

11.1 Infektionsschutzgesetz (IfSG)

Das Infektionsschutzgesetz regelt die *"gesetzlichen Pflichten zur Verhütung und Bekämpfung von Infektionskrankheiten beim Menschen"*. Übertragbaren Krankheiten soll vorgebeugt, Infektionen frühzeitig erkannt und deren Weiterverbreitung verhindert werden. Daher kann der Infektionsschutz als eine der wichtigsten Aufgaben in der Arztpraxis angesehen werden.

Im Infektionsschutzgesetz sind in den §§ 6 bis 15 die Meldepflicht und das Meldeverfahren für ausgewählte Infektionskrankheiten beschrieben. Dabei gibt es eine Unterscheidung in der Meldepflicht für Arztpraxen und Laboratorien: Arztpraxen müssen bestimmte Krankheiten (Verdacht, Erkrankung, Tod) sowie infektionsrelevante Tatbestände melden, während die Laboratorien den Nachweis von bestimmten Erregern melden müssen.

Als zentrale Einrichtung der Bundesregierung ist das Robert Koch-Institut (RKI) auf dem Gebiet der Krankheitsüberwachung und -prävention zuständig. Das RKI hat ein Meldesystem entwickelt und stellt die jeweils aktuellen Informationen über meldepflichtige Erkrankungen und Krankheitserreger zur Verfügung.

Arztmeldepflichten nach § 6 IfSG

Namentlich an das zuständige Gesundheitsamt sind gemäß § 6 Abs. 1 zu melden:

„1. der Verdacht einer Erkrankung, die Erkrankung sowie der Tod in Bezug auf die folgenden Krankheiten:

- a) *Botulismus*
- b) *Cholera*
- c) *Diphtherie*
- d) *humane spongiforme Enzephalopathie, außer familiärhereditäre Formen*
- e) *akute Virushepatitis*
- f) *enteropathisches hämolytisch-urämisches Syndrom (HUS)*

g) virusbedingtes hämorrhagisches Fieber
h) Keuchhusten
i) Masern
j) Meningokokken-Meningitis oder -Sepsis
k) Milzbrand
l) Mumps
m) Pest
n) Poliomyelitis[28]
o) Röteln einschließlich Rötelnembryopathie
p) Tollwut
q) Typhus abdominalis/Paratyphus
r) Windpocken

sowie die Erkrankung und der Tod an einer behandlungsbedürftigen Tuberkulose, auch wenn ein bakteriologischer Nachweis nicht vorliegt.

2. der Verdacht auf und die Erkrankung an einer mikrobiell bedingten Lebensmittelvergiftung oder an einer akuten infektiösen Gastroenteritis, wenn

a) eine Person betroffen ist, die eine Tätigkeit im Sinne des § 42 Abs. 1[29] ausübt,

b) zwei oder mehr gleichartige Erkrankungen auftreten, bei denen ein epidemischer Zusammenhang wahrscheinlich ist oder vermutet wird,

3. der Verdacht einer über das übliche Ausmaß einer Impfreaktion hinausgehenden gesundheitlichen Schädigung,

4. die Verletzung eines Menschen durch ein tollwutkrankes, -verdächtiges oder -ansteckungsverdächtiges Tier sowie die Berührung eines solchen Tieres oder Tierkörpers,

5. das Auftreten einer bedrohlichen übertragbaren Krankheit, die nicht bereits nach den Nummern 1 bis 4 meldepflichtig ist."

---

[28] Als Verdacht gilt jede akute schlaffe Lähmung, außer wenn traumatisch bedingt.
[29] Umgang mit Lebensmitteln

Infektionsschutzgesetz (IfSG)

11.1

Nicht namentlich an das Gesundheitsamt sind zu melden:

- gehäuftes Auftreten nosokomialer Infektionen, bei denen ein epidemischer Zusammenhang wahrscheinlich oder vermutet wird.

Da einzelne Bundesländer die Meldepflichten nach dem IfSG in Länderregelungen erweitert haben, lohnt sich der Blick auf die Übersicht der Meldepflichten auf der Homepage des RKI[30].

Das Meldeverfahren

Die Meldung durch den Arzt hat unverzüglich zu erfolgen. Bei einer namentlichen Meldung hat diese dem für den Aufenthalt des Betroffenen zuständigen Gesundheitsamt innerhalb von 24 Stunden vorzuliegen, welches auch für die Bereitstellung der Formulare zuständig ist (§ 11 IfSG).

Verhütung übertragbarer Krankheiten/Hygienemanagement

Es sind die nach dem Stand der medizinischen Wissenschaft erforderlichen Maßnahmen zu treffen, um nosokomiale Infektionen zu verhüten und die Weiterverbreitung von Krankheitserregern, insbesondere solcher mit Resistenzen, zu vermeiden (§ 23 IfSG).

Das setzt ein funktionierendes Hygienemanagement in der Praxis voraus. Als Mittel hierzu eignen sich Hygienepläne. Ein praxisinterner Hygieneplan nimmt somit einen hohen Stellenwert in der Praxis ein und dient als Strategie- und Maßnahmenplan in der Praxis zum Thema Hygiene. Darin werden Regelungen getroffen zu

- Personalhygiene (Händehygiene, Personalkleidung ...)
- Umgebungshygiene (Flächenreinigung und -desinfektion, Umgang mit Abfällen ...)
- Hygiene am Patienten (Haut- und Schleimhautantiseptik ...)

---

[30] www.rki.de (Infektionsschutz → Infektionsschutzgesetz → meldepflichtige Krankheiten und Krankheitserreger)

- Umgang mit Medikamenten
- Aufbereitung von Medizinprodukten

Bei Einrichtungen für ambulantes Operieren ist auch eine Infektions- und Erregerstatistik zu führen, bei der auch nosokomiale Infektionen und aufgetretene Krankheitserreger mit speziellen Resistenzen und Multiresistenzen fortlaufend aufgezeichnet und bewertet werden müssen. Ebenso haben Einrichtungen zum ambulanten Operieren die Daten zu Art und Umfang des Antibiotikaverbrauchs fortlaufend aufzuzeichnen. Diese Aufzeichnungen zu nosokomialen Infektionen und zum Antibiotikaverbrauch sind 10 Jahre aufzubewahren.

Verantwortlichkeiten

„Die Leiter folgender Einrichtungen haben sicherzustellen, dass die nach dem Stand der medizinischen Wissenschaft erforderlichen Maßnahmen getroffen werden, um nosokomiale Infektionen zu verhüten und die Weiterverbreitung von Krankheitserregern, insbesondere solcher mit Resistenzen, zu vermeiden:

1. *Krankenhäuser,*
2. *Einrichtungen für ambulantes Operieren,*
3. *Vorsorge- oder Rehabilitationseinrichtungen, in denen eine den Krankenhäusern vergleichbare medizinische Versorgung erfolgt,*
4. *Dialyseeinrichtungen,*
5. *Tageskliniken,*
6. *Entbindungseinrichtungen,*
7. *Behandlungs- oder Versorgungseinrichtungen, die mit einer der in den Nummern 1 bis 6 genannten Einrichtungen vergleichbar sind,*
8. ***Arztpraxen, Zahnarztpraxen und***
9. ***Praxen sonstiger humanmedizinischer Heilberufe."*** [31]

---

[31] § 23 Abs. 3 IfSG

Infektionsschutzgesetz (IfSG)

11.1

> **Achtung:** Damit sind die Praxisinhaber in der Pflicht für die Umsetzung der Vorgaben des Infektionsschutzgesetzes.

Infektionsschutz auf Länderebene

Ebenso sind die Hygieneverordnungen der Bundesländer zu beachten, die leider unterschiedliche Geltungsbereiche aufweisen, und die Anforderungen an die Einrichtungen variieren.[32]

KRINKO und RKI

Die Empfehlungen der Kommission für Krankenhaushygiene und Infektionsprävention (KRINKO) des Robert Koch-Instituts (RKI) zu betrieblich-organisatorischen und baulich-funktionellen Maßnahmen der Hygiene gelten in allen Einrichtungen des deutschen Gesundheitswesens und damit auch in Arztpraxen. Zwar handelt es sich bei den KRINKO-Regelungen nicht um verbindliches Recht, allerdings stellen sie den Stand des Wissens dar und erfüllen damit die im IfSG definierten Anforderungen.

Herauszuheben sind die für die Arztpraxis[33] relevanten KRINKO-Empfehlungen:

- Empfehlungen für die Händehygiene
- Anforderungen an die Hygiene bei Punktionen und Injektionen
- Anforderungen an die Hygiene bei der Reinigung und Desinfektion von Flächen
- Anforderungen an die Hygiene bei der Aufbereitung von Medizinprodukten
- Anforderungen an Gestaltung, Eigenschaften und Betrieb von dezentralen Desinfektionsmittel-Dosiergeräten
- Anforderungen an die Hygiene bei der medizinischen Versorgung von immunsupprimierten Patienten

---

[32] Die Homepage der Deutschen Gesellschaft für angewandte Hygiene in der Dialyse e.V. bietet eine Übersicht aller Länderhygieneverordnungen zur Ansicht und zum Download unter http://www.dgahd.de/informationen/

[33] Auswahl durch den Verfasser

Hygiene in der Arztpraxis

11

Diese Empfehlungen, Anforderungen und Vorgaben erscheinen zunächst unübersichtlich und verwirrend. Allerdings kann, wie oben dargestellt, mittels eines regelmäßig zu aktualisierenden Hygieneplans allen diesen Vorgaben entsprochen werden. Es wird nicht auf die besonderen Regelungen für ambulant operative Einheiten, Dialyseeinrichtungen und invasiv tätige Praxen eingegangen.

Kurz & knapp

Optimale hygienische Bedingungen in der Arztpraxis sind nicht nur ethisch selbstverständlich, sondern auch gesetzlich verbindlich. Je invasiver das Tätigkeitsspektrum, umso höhere Anforderungen an die Hygiene werden gestellt. Als maßgebliche Institutionen sind die Vorgaben des Robert Koch-Instituts (RKI) und der Kommission für Krankenhaushygiene und Infektionsprävention (KRINKO) zu beachten. Durch das Infektionsschutzgesetz und die darauf basierenden Länderverordnungen wurden die Vorgaben im Hygienebereich konkretisiert und verschärft.

12 Arbeitsschutz und Arbeitssicherheit in der Arztpraxis

12.1 Betriebsärztliche und sicherheitstechnische Betreuung

Nach dem Arbeitssicherheitsgesetz (ArbSichG) sind Arbeitsschutzexperten in jedem Unternehmen – damit auch in jeder Arztpraxis – einzubinden. Mit ihrem Sachverstand sollen sie die Ärzte als Arbeitgeber in den Aufgaben des Arbeits- und Gesundheitsschutzes sowie der Unfallverhütung unterstützen.

Diese Aufgaben nehmen

- Betriebsärzte (Fachärzte für Arbeitsmedizin oder Ärzte mit Zusatzbezeichnung Betriebsmedizin) und
- Fachkräfte für Arbeitssicherheit (Sicherheitsingenieure, Sicherheitstechniker, Sicherheitsmeister) vor.

Betreuungsmodelle

Regelbetreuung für Betriebe mit bis zu 10 Beschäftigten (DGUV V2, Anlage 1):

Grundbetreuung:

Unterstützung des Praxisinhabers bei der Erstellung und Aktualisierung von Gefährdungsbeurteilungen. Wiederholung alle 5 Jahre oder bei erheblicher Änderung der Arbeitssituation. Durchführung durch einen vertraglich eingebundenen Betriebsarzt oder eine Fachkraft für Arbeitssicherheit. Keine festen Einsatzzeiten

Anlassbezogene Betreuung:

z. B. Änderung der Arbeitsverfahren, Gestaltung neuer Arbeitsplätze, Einführung neuer Arbeits- oder Gefahrstoffe mit erhöh-

Betriebsärztliche und sicherheitstechnische Betreuung

12.1

tem Gefährdungspotenzial, aber auch aufgrund von Unfällen, arbeitsbedingten Erkrankungen und Berufskrankheiten im Betrieb

Regelbetreuung für Betriebe mit mehr als 10 Beschäftigten (DGUV V2, Anlage 2):

Grundbetreuung:

- Unterstützung bei der Gefährdungsbeurteilung, bei grundlegenden Maßnahmen der Arbeitsgestaltung und der Schaffung bzw. Integration einer geeigneten Organisationsform
- Untersuchung nach Ereignissen (Berufsunfälle, arbeitsbedingte Erkrankungen, Berufskrankheiten)
- Beratung von Arbeitgebern, Führungskräften, betrieblicher Interessenvertretung, Beschäftigten sowie Mitwirken in betrieblichen Besprechungen
- Erstellung von Dokumentationen, Erfüllung von Meldepflichten

Vorgeschrieben sind Mindesteinsatzzeiten als Summenwerte für Betriebsarzt und Fachkraft für Arbeitssicherheit; für Arztpraxen: 0,5 Stunden pro Beschäftigtem und Jahr.

Betriebsspezifischer Teil der Betreuung:

In Abstimmung mit Unternehmer, ggf. betrieblicher Interessenvertretung, Betriebsarzt und Fachkraft für Arbeitssicherheit. Laut Verfahren nach DGUV V2, Anhang 4.

Alternative bedarfsorientierte Betreuung in Betrieben mit bis zu 50 Beschäftigten:

In diesem Modell übernimmt der Praxisinhaber selbst mehr Verantwortung in den Bereichen, in denen er bislang auf die Unterstützung von Betriebsarzt oder Fachkraft für Arbeitssicherheit angewiesen war. So kann er sich einer von Standesorganisationen und der BGW angebotenen professionellen Betreuung für konkrete Anlässe anschließen. Einige Ärztekammern haben bereits dieses Angebot in ihre Fortbildungsprogramme integriert und sog. Fachkundige Stellen geschaffen. So ist der Praxisinhaber aufgrund des Kompetenzerwerbs nach einer Schulung in der Lage, Gefährdungen zu analysieren, zu bewerten und geeignete Maßnahmen zu ergreifen.

Tabelle 7: Betriebsärztliche und sicherheitstechnische Betreuungsmodelle

Betriebsgröße	Regelbetreuung	alternative bedarfsorientierte Betreuung
bis 10 Beschäftigte	Grundbetreuung + anlassbezogene Betreuung	Unternehmerschulung + anlassbezogene Betreuung
11–50 Beschäftigte	Grundbetreuung mit festen Einsatzzeiten + betriebsspezifische Betreuung	Unternehmerschulung + anlassbezogene Betreuung
mehr als 51 Beschäftigte	Grundbetreuung mit festen Einsatzzeiten + betriebsspezifische Betreuung	nicht möglich

12.2 Rechtliche Grundlagen

12.2.1 Verordnung zur arbeitsmedizinischen Vorsorge (ArbMedVV)

Die Arbeitsmedizinische Vorsorge darf nur durch einen Arzt mit der Zusatzbezeichnung Betriebsmedizin oder von einem Facharzt für Arbeitsmedizin erbracht werden. Es darf keine Arbeitgeberfunktion gegenüber den zu Untersuchenden bestehen.

Gefordert werden für die Praxisangestellten ein ärztliches Beratungsgespräch mit Anamnese (einschl. Arbeitsanamnese), körperliche bzw. klinische Untersuchungen, sofern von den Beschäftigten nicht abgelehnt.

Die Kosten für arbeitsmedizinische Vorsorgeleistungen sind vom Arbeitgeber zu tragen.

Formen der arbeitsmedizinischen Vorsorge:

- **Pflichtvorsorge:**
  bei besonders gefährdenden Tätigkeiten, vom Arbeitgeber zu veranlassen. Alle Beschäftigten, wie angestellte Ärzte, MFA, Auszubildende und Reinigungskräfte, haben daran teilzunehmen
- **Angebotsvorsorge:**
  bei gefährdenden Tätigkeiten, der Beschäftigte kann sie annehmen
- **Wunschvorsorge:**
  ist auf Wunsch der Beschäftigten vom Arbeitgeber zu ermöglichen

Häufige Vorsorgeleistungen in der Arztpraxis:

- Vorsorge bei Tätigkeiten mit Infektionsgefährdung:
  Pflichtvorsorge
- Vorsorge Hauterkrankungen:
  Pflicht- oder Angebotsvorsorge
- Vorsorge Bildschirmarbeit:
  Angebotsvorsorge

Impfungen:

Als Indikation für Impfungen gelten

- Kontakt mit infektiösem oder potenziell infektiösem Material (Körperflüssigkeiten, -ausscheidungen oder -gewebe)
- Umgang mit impfpräventablen biologischen Arbeitsstoffen
- erhöhtes Risiko einer Infektion durch biologische Arbeitsstoffe gegenüber der Allgemeinbevölkerung

Eine aktuelle Influenzaimpfung ist Beschäftigten anzubieten, die Kontakt zu Patienten haben, welche an saisonaler Influenza erkrankt sind.

12.2.2 Arbeitsschutzgesetz (ArbSchG)

„Gesetz über die Durchführung von Maßnahmen des Arbeitsschutzes zur Verbesserung der Sicherheit und des Gesundheits-

Arbeitsschutz und Arbeitssicherheit

schutzes der Beschäftigten bei der Arbeit (Arbeitsschutzgesetz – ArbSchG)"

Das Arbeitsschutzgesetz dient dazu, die Sicherheit und den Gesundheitsschutz der Beschäftigten bei der Arbeit durch Maßnahmen des Arbeitsschutzes zu sichern und zu verbessern. Dies kann über Gefährdungsbeurteilungen unter Berücksichtigung der klassischen Gefährdungsarten der physikalischen, chemischen und biologischen Einwirkungen oder auch über die Gestaltung von Arbeits- und Fertigungsverfahren, Arbeitsabläufen bis hin zur Qualifikation und Unterweisung der Beschäftigten gehen. Mittels geeigneter Präventionsmaßnahmen und regelmäßigen Unterweisungen sollen Gefährdungen vermieden werden. Seit 2013 gilt das Augenmerk auch den psychischen Belastungen der Beschäftigten.

12.2.3 Jugendarbeitsschutzgesetz (JArbSchG)

„Gesetz zum Schutze der arbeitenden Jugend (Jugendarbeitsschutzgesetz – JArbSchG)"

Dieses gilt für jede Beschäftigung von Personen, die noch nicht 18 Jahre alt sind,

1. in der Berufsausbildung,
2. als Arbeitnehmer oder Heimarbeiter,
3. mit sonstigen Dienstleistungen, die der Arbeitsleistung von Arbeitnehmern oder Heimarbeitern ähnlich sind,
4. in einem der Berufsausbildung ähnlichen Ausbildungsverhältnis"

und ist damit in der Regel bei der Beschäftigung von Auszubildenden zu beachten.

12.2.4 Mutterschutzgesetz (MuSchG)

„Gesetz zum Schutze der erwerbstätigen Mutter (Mutterschutzgesetz – MuSchG)": Es gilt „für Frauen, die in einem Arbeitsverhältnis stehen, und für weibliche in Heimarbeit Beschäftigte

Rechtliche Grundlagen

12.2

und ihnen Gleichgestellte (§ 1 Abs. 1 und 2 des Heimarbeitsgesetzes vom 14. März 1951 BGBl. I S. 191), soweit sie am Stück mitarbeiten".

12.2.5 Berufsgenossenschaftliche Vorschriften und Regeln sowie Technische Regeln für Gefahrstoffe (TRGS) und für biologische Arbeitsstoffe (TRBA)

Als Träger der gesetzlichen Unfallversicherung für Arztpraxen ist die Berufsgenossenschaft für Gesundheit und Wohlfahrtspflege (BGW) für die Ausgestaltung von Vorschriften und Regeln zum Arbeitsschutz zuständig. Sie soll den Arzt als Unternehmer in der Wahrnehmung seiner gesetzlichen Fürsorgepflicht für Sicherheit und Gesundheit am Arbeitsplatz unterstützen. Es sollen Arbeitsunfälle, Berufskrankheiten und arbeitsbedingte Gesundheitsgefahren vermieden werden.

Die „Technischen Regeln für biologische Arbeitsstoffe" (TRBA) geben den jeweiligen Stand der Technik, Arbeitsmedizin und Arbeitshygiene sowie sonstige gesicherte wissenschaftliche Erkenntnisse für Tätigkeiten mit biologischen Arbeitsstoffen wieder. Sie werden vom Ausschuss für biologische Arbeitsstoffe (ABAS) ermittelt und vom Bundesministerium für Arbeit und Soziales im „gemeinsamen Ministerialblatt" (GMBl.) bekannt gegeben.

Von besonderer Relevanz für die Arztpraxis ist die TRBA 250: „Biologische Arbeitsstoffe im Gesundheitswesen und in der Wohlfahrtspflege". Sie und alle anderen TRBA und TRBS sind auf der Homepage der Bundesanstalt für Arbeitsschutz und Arbeitsmedizin (BAuA) aufgeführt (https://www.baua.de/DE/Angebote/Rechtstexte-und-Technische-Regeln/Regelwerk/TRBA/TRBA.html).

Arbeitsschutz und Arbeitssicherheit

> **PRAXIS-TIPP**
>
> So dröge das klingt, in den Anhängen der TRBA 250 finden sich:
>
> Anhang 2:
> Hinweise für die Erstellung eines Hygieneplans
>
> Anhang 6:
> Beispiel für einen „Erfassungs- und Analysebogen Nadelstichverletzungen"
>
> Anhang 8:
> Abfallschlüssel für Einrichtungen zur Pflege und Behandlung von Menschen...
>
> Anhang 9:
> Beispiel einer Betriebsanweisung nach § 14 Biostoffverordnung,
>
> und somit für den Praxisalltag durchaus brauchbare Informationen.

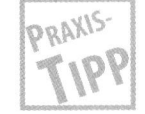

12.3 Personalkleidung

Hier ist zwischen Arbeitskleidung, Bereichskleidung und Schutzkleidung zu unterscheiden.

12.3.1 Arbeitskleidung

Arbeitskleidung hat keine Schutzfunktion gegen schädigende Einflüsse und kann anstelle oder zusätzlich zur Privatkleidung getragen werden. Um diese frei von Krankheitserregern zu halten, ist Arbeitskleidung ordnungsgemäß aufzubereiten und zu lagern.

Arbeitskleidung ist für MFA von der Praxis unentgeltlich zur Verfügung zu stellen (Manteltarifvertrag für MFA).

Um das Einschleppen möglicher Krankheitserreger in den häuslichen Bereich zu vermeiden, darf potenziell infektiöse Ar-

12.3 Personalkleidung

beitskleidung von den Beschäftigten nicht zur Reinigung mit nach Hause genommen werden.

12.3.2 Bereichskleidung

Bei der Bereichskleidung handelt es sich um einen historisch geprägten Begriff, der in keinem Regelwerk definiert ist. Bereichskleidung wird beispielsweise in der Endoskopie und im OP getragen und wird grundsätzlich vom Arbeitgeber gestellt und aufbereitet. Es gibt immer häufiger die Möglichkeit, hier auf Einmalmaterialien zurückzugreifen

12.3.3 Schutzkleidung

Schutzkleidung soll hauptsächlich dem Personalschutz dienen, kann aber auch der Verhinderung der Keimverschleppung (z. B. MRSA) und dem Patientenschutz nutzen.

Die Schutzkleidung kann folgende Teile umfassen:

- flüssigkeitsdichte Einmalschürzen (bei Gefahr der Durchnässung)
- Schuhe
- Handschuhe (steril, unsteril)
- Kittel (Mehrfachkittel, Einmalkittel)
- Haarschutz
- Brillen/Gesichtsschutz (bei Gefahr der Aerosolbildung)
- Mund-Nasen-Schutz

Kurz & knapp

Wie jeder Arbeitgeber sind auch Arztpraxen zur Einhaltung der Arbeitsschutz- und Arbeitssicherheitsrichtlinien verpflichtet. Die Betriebsärztliche Betreuung und die Arbeitsmedizinische Vorsorge sind zu organisieren. Die wesentlichen Themen sind hier der Arbeits- und Gesundheitsschutz sowie die Unfallverhütung.

13 Weitere zu beachtende Rechtsvorschriften

13.1 Praxisbegehungen durch Behörden

Die Überwachung und Begehung sowie Inspektionen von Arztpraxen (und Krankenhäusern) werden durch die je nach Bundesland zuständigen Behörden durchgeführt.

Grundlage für diese Maßnahmen sind eine Vielzahl von Bundes- und Landesgesetzen, Verordnungen, behördliche Empfehlungen, Normen und Technische Regeln.

Überprüfbare Bereiche können sein:
- Einhaltung der Anforderungen an den Infektionsschutz
- Umgang mit Medizinprodukten
- Umgang mit Praxisabfällen
- Umgang mit Röntgenstrahlung und Strahlenschutz
- Arbeits- und Gesundheitsschutz der Mitarbeiter

In Baden-Württemberg überwachen z. B. die Gesundheitsämter die Einhaltung der Infektionshygiene nach den Vorgaben des Infektionsschutzgesetzes. Meistens erfolgen diese Begehungen anlassbezogen und werden angekündigt.

Die Regierungspräsidien überwachen dagegen Einrichtungen, die Medizinprodukte betreiben, anwenden oder aufbereiten (RP ist zuständige Behörde nach § 26 Medizinproduktegesetz). Die Medizinprodukte-Betreiberverordnung definiert die zu erfüllenden Anforderungen (Sachkunde, Dokumentation, räumliche Voraussetzungen etc.).

Da die Anforderungen in den einzelnen Bundesländern leider unterschiedlich geregelt sind und erhebliche Spielräume für individuelle Auslegungen zulassen, sind generelle Aussagen über Zuständigkeiten und Kompetenzbereiche im Rahmen dieses Buches nicht möglich.

Biostoffverordnung (BioStoffV)

13.2

Die KBV hat eine gute Handreichung und Übersicht zum Thema „Überwachungen und Begehungen von Arztpraxen durch Behörden" herausgegeben, die auch Checklisten zur Selbstbewertung enthält[34]. Zusätzlich befindet sich in diesem immer wieder aktualisierten Dokument auch eine Bundesländer-spezifische Übersicht über die unterschiedlichen Anforderungen und Zuständigkeiten sowie eine Liste mit den Ansprechpartnern und deren Kontaktdaten in den einzelnen KVen.

Auf den Internetseiten der einzelnen KVen werden weitere Informationen und Ansprechpartner aufgeführt.

Im Focus dieser Überwachungen, Begehungen und Inspektionen sind bevorzugt ambulante Operationszentren oder Praxen, in denen invasive Untersuchungstechniken bzw. Eingriffe durchgeführt werden.

13.2 Biostoffverordnung (BioStoffV)

„Verordnung über Sicherheit und Gesundheitsschutz bei Tätigkeiten mit biologischen Arbeitsstoffen (Biostoffverordnung – BioStoffV)"

Sie regelt Maßnahmen zum Schutz von Sicherheit und Gesundheit der Beschäftigten vor Gefährdungen durch Tätigkeiten mit biologischen Arbeitsstoffen. Darunter werden Mikroorganismen, Zellkulturen, Endoparasiten, mit transmissibler spongiformer Enzephalopathie (TSE) assoziierten Agenzien und Ektoparasiten verstanden.

Da für Ärzte und Beschäftigte in Arztpraxen in erhöhtes Risiko für Gesundheitsschädigungen durch Biostoffe gegeben ist, ist es eine wesentliche Aufgabe für den Arzt als Arbeitgeber, die Belange des Arbeitsschutzes in Bezug auf Biostoffe in den Praxisbetrieb einzubinden.

---

[34] KBV Praxiswissen Spezial : Überwachungen und Begehungen von Arztpraxen durch Behörden (http://www.kbv.de/html/publikationen.php)

So sind

- praxisrelevante Biostoffe und deren Risikogruppen zu ermitteln
- Gefährdungsbeurteilungen durchzuführen
- Schutzstufen gemäß Risikogruppen zuzuordnen
- Schutzmaßnahmen zu ergreifen (Hygienemaßnahmen zur Desinfektion und Dekontamination)
- Einsatz persönlicher Schutzausrüstung und sicherer Instrumente
- arbeitsmedizinische Vorsorge zu gewährleisten
- Betriebsstörungen und Unfällen vorzubeugen
- Betriebsanweisungen und Unterweisungen der Beschäftigten durchführen
- Erlaubnis- und Anzeigepflichten zu erfüllen

13.3 Gefahrstoffverordnung (GefStoffV)

Die „Verordnung zum Schutz vor gefährlichen Stoffen" regelt die Schutzmaßnahmen für Beschäftigte und Dritte im Umgang mit Gefahrstoffen. Die am häufigsten in Arztpraxen vorkommenden Gefahrstoffe sind Reinigungs- und Desinfektionsmittel. Für Arztpraxen relevante Inhalte sind z. B.

- Informationsermittlung und Gefährdungsbeurteilung
- Grundpflichten (z. B. Substitutionsgebot, Minimierungsgebot)
- Unterrichtung und Unterweisung der Beschäftigten

Es soll also die Gefährdung bei der Verwendung von Gefahrstoffen beurteilt und für entsprechende Schutzmaßnahmen gesorgt werden.

13.4 Medizinproduktegesetz (MPG) und Medizinprodukte-Betreiberverordnung (MPBetreibV)

„Verordnung über das Errichten, Betreiben und Anwenden von Medizinprodukten (Medizinprodukte-Betreiberverordnung – MPBetreibV)"

Der Umgang mit Medizinprodukten ist im Medizinproduktegesetz (MPG) und in der Medizinprodukte-Betreiberverordnung (MPBetreibV) definiert. Während sich das Medizinproduktegesetz primär an den Hersteller wendet, zielt die Medizinprodukte-Betreiberverordnung direkt auf die Betreiber und Anwender von Medizinprodukten. Somit werden die Anforderungen des MPG in der MPBetreibV näher konkretisiert.

Sie gilt für das Betreiben und Anwenden von Medizinprodukten im Sinne des Medizinproduktegesetzes einschließlich der damit zusammenhängenden Tätigkeiten. Es werden die Pflichten des Betreibers und u. a. Themen wie Aufbereitung und Instandhaltung, Medizinproduktebuch, Sicherheitstechnische Kontrollen (STK) und die Erstellung und Pflege eines Bestandsverzeichnisses darin geregelt.

So löst sowohl die erstmalige Inbetriebnahme als auch der laufende Betrieb von Medizinprodukten eine Reihe von Pflichten nach der MPBetreibV aus, z. B.

- Einsatz nur der Zweckbestimmung entsprechend
- Betreiben, Anwenden und Instandhaltung nur von Personen, welche die erforderliche Ausbildung oder Kenntnis oder Erfahrung besitzen
- Der Anwender hat sich vor der Anwendung von der Funktionsfähigkeit und dem ordnungsgemäßen Zustand zu überzeugen und die Gebrauchsanweisung und die sonstigen beigefügten sicherheitsbezogenen Informationen und Instandhaltungshinweise zu beachten.

- Für Wartung, Inspektion, Instandsetzung und Aufbereitung dürfen nur Personen, Betriebe oder Einrichtungen beauftragt werden, die die Sachkenntnis, Voraussetzungen und die erforderlichen Mittel zur ordnungsgemäßen Ausführung dieser Aufgabe besitzen.
- Aufbereitung von (keimarm oder steril) zur Anwendung kommenden MP unter Berücksichtigung der Herstellerangaben mit geeigneten validierten Verfahren ...
- Zulässige Messabweichungen dürfen nicht überschritten werden.
- Meldepflicht im Falle von Vorkommnissen oder Zwischenfällen an das Bundesinstitut für Arzneimittel und Medizinprodukte (BfArM)
- Führung von Medizinproduktebüchern und Bestandsverzeichnisse für bestimmte MP
- Durchführung von sicherheitstechnischen und messtechnischen Kontrollen für bestimmte MP
- für Anwender zugängliches Aufbewahren von Medizinproduktebüchern und Gebrauchsanweisungen

13.5 Eichgesetz (EichG) und Eichordnung (EO)

Medizinische Waagen (Personenwaagen und Säuglingswaagen) unterliegen dem EichG und der EO.

Eichgültigkeitsdauern:

Personenwaagen: unbefristet (allerdings nach Instandsetzungsmaßnahmen zu wiederholen)
Säuglingswaagen: 4 Jahre

Die Eichungen selbst werden von den Eichämtern durchgeführt.

13.6 Bundesdatenschutzgesetz (BDSG)

Zweck dieses Gesetzes ist es, den Einzelnen davor zu schützen, dass er durch den Umgang mit seinen personenbezogenen Daten in seinem Persönlichkeitsrecht beeinträchtigt wird. Da eine Arztpraxis als „nichtöffentliche Stelle zu bezeichnen ist, die Daten unter Einsatz von Datenverarbeitungsanlagen" verarbeitet, nutzt oder erhebt, sind die Vorgaben des BDSG auch hier gültig und einzuhalten (s. Kap. 8.2.1). Möglicherweise wird das Bundesdatenschutzgesetz im Frühjahr 2018 durch die EU-Datenschutz-Grundverordnung (DSGVO) ersetzt.

13.7 Betäubungsmittelgesetz (BtMG)/Betäubungsmittel-Verschreibungsverordnung (BtMVV)

„Verordnung über das Verschreiben, die Abgabe und den Nachweis des Verbleibs von Betäubungsmitteln (Betäubungsmittel-Verschreibungsverordnung – BtMVV)"

Dieses Gesetz regelt die Verordnung/Verschreibung, die Substitution und die formalen Anforderungen für die Rezepterstellung und Dokumentation von Betäubungsmitteln.

So sind nach § 15 BtMG Betäubungsmittel gesondert aufzubewahren und gegen unbefugte Entnahme zu sichern.

§ 17 regelt die Aufzeichnungspflicht über jeden Zugang und jeden Abgang:

So sind schriftlich u. a. zu dokumentieren:

- das Datum,
- der Namen oder die Firma und die Anschrift des Lieferers oder des Empfängers,
- die sonstige Herkunft oder der sonstige Verbleib,
- die zugegangene oder abgegangene Menge und der sich daraus ergebende Bestand,

- im Falle des Herstellens zusätzlich die Angabe der eingesetzten oder hergestellten Betäubungsmittel …

Betäubungsmittel (BtM) dürfen ausschließlich auf den dafür vorgesehenen amtlichen Formblättern, den BtM-Rezepten und den BtM-Anforderungsscheinen und nur von Ärztinnen und Ärzten verschrieben werden. BtM-Rezepte und -Anforderungsscheine werden von der Bundesopiumstelle ausgegeben.

Die BtM-Rezeptformulare werden personenbezogen für einen Arzt ausgegeben. Sie sind zur Verwendung durch den jeweiligen Arzt bestimmt und dürfen nur im Vertretungsfall übertragen werden. Sie werden bei ambulanter Behandlung patientenbezogen oder für den Praxisbedarf ausgestellt und sind in einer öffentlichen Apotheke einzulösen.

Die Erst-Anforderung von Betäubungsmittelrezepten erfolgt beim

Bundesinstitut für Arzneimittel und Medizinprodukte
– Bundesopiumstelle –
Kurt-Georg-Kiesinger-Allee 3
53175 Bonn

Die Aufzeichnungen können auch mittels elektronischer Datenverarbeitung erfolgen, sofern jederzeit der Ausdruck der gespeicherten Angaben in der Reihenfolge des amtlichen Formblattes gewährleistet ist. Dieses Formblatt kann ebenfalls über die Bundesopiumstelle beim Bundesinstitut für Arzneimittel und Medizinprodukte bezogen werden.

13.8 Kündigungsschutzgesetz (KSchG)

Ein gefährliches Terrain für Praxisinhaber. Es wird empfohlen, die formalen Regelungen unbedingt einzuhalten und im Bedarfsfall den Rat eines auf Arbeitsrecht spezialisierten Rechtsanwaltes einzuholen.

13.9 Qualitätsmanagement-Richtlinie des Gemeinsamen Bundesausschusses (QM-RL G-BA)

„Richtlinie über grundsätzliche Anforderungen an ein einrichtungsinternes Qualitätsmanagement für Vertragsärztinnen und Vertragsärzte, Vertragspsychotherapeutinnen und Vertragspsychotherapeuten, medizinische Versorgungszentren, Vertragszahnärztinnen und Vertragszahnärzte"

(Näheres siehe Kapitel 5.2)

13.10 Röntgenverordnung (RöV)

„Verordnung über den Schutz vor Schäden durch Röntgenstrahlen (Röntgenverordnung – RöV)"

In dieser Verordnung ist v. a. das Thema der rechtfertigenden Indikation zu beachten (sofern alle anderen in dieser Verordnung erwähnten Vorgaben erfüllt sind). Die rechtfertigende Indikation ist

„die Entscheidung eines Arztes oder Zahnarztes mit der erforderlichen Fachkunde im Strahlenschutz, dass und in welcher Weise Röntgenstrahlung am Menschen in der Heilkunde oder Zahnheilkunde angewendet wird".

13.11 Sprechstundenbedarfsverordnungen

Als Sprechstundenbedarf werden Mittel und Medikamente bezeichnet, welche für die Behandlung der gesetzlich krankenversicherten Patienten in der Praxis verbraucht werden.

Die Länder-KVen definieren in den Sprechstundenbedarfsverordnungen detailliert, was als Sprechstundenbedarf gilt und was nicht (z. B. Impfstoffe oder Mittel, die unter die allgemeinen Praxiskosten fallen). Auch beim Sprechstundenbedarf gilt das Wirtschaftlichkeitsgebot des SGB V.

Weitere zu beachtende Rechtsvorschriften

Für Privat-, BG-Patienten und Selbstzahler dürfen diese Mittel nicht verwendet werden. Für Betäubungsmittel als Sprechstundenbedarf sind entsprechende BTM-Rezepte zu verwenden. Mittel, die nicht der Apothekenpflicht unterliegen oder von der Vertriebsbindung über Apotheken ausgenommen sind, können auch direkt vom Hersteller bezogen werden[35], wie Kontrastmittel, Infusionslösungen (> 500 ml), nicht-apothekenpflichtige Verbandsmittel, Nahtmaterial und Einmalartikel.

Der Sprechstundenbedarf kann zwischen dem Lieferanten (Apotheke/Hersteller/sonst. Lieferant) und der zuständigen AOK per Direktabrechnung abgerechnet werden oder zwischen Arzt und AOK im Rahmen der Kostenerstattung.

Da diese Sprechstundenbedarfsregelung in jeder KV unterschiedlich geregelt wird, ist eine regelmäßige Abfrage bei der für den Praxissitz zuständigen KV empfohlen.

13.12 Aushangpflichtige Gesetze[36]

Die wichtigsten aushangpflichtigen Gesetze und Arbeitnehmerschutzvorschriften Arztpraxen sind:

- Allgemeines Gleichbehandlungsgesetz (AGG)
- Arbeitsgerichtsgesetz (ArbGG) Auszug § 61b Klage wegen Benachteiligung (auslegepflichtig, wenn regelmäßig mehr als 5 Mitarbeiter beschäftigt werden)
- Arbeitszeitgesetz (ArbZG)
- Bürgerliches Gesetzbuch (BGB)
- Arbeitsrechtliche Vorschriften, Auszug zum Dienstvertrag, § 611–§ 630 (aushangpflichtig, wenn regelmäßig mehr als 5 Mitarbeiter beschäftigt werden)

---

[35] Aus dem Regelungswerk der „Vereinbarung über die vertragsärztliche Verordnung von Sprechstundenbedarf (Sprechstundenbedarfsregelung)" der KVBW (letzte Änderung: 1.1.2016)
[36] Gesammelt in einer Broschüre zu beziehen, z. B. „Aushangpflichtige Gesetze für medizinische Einrichtungen", ecomed, ISBN 978-3-609-16506-6

Aushangpflichtige Gesetze

13.12

- Jugendarbeitsschutzgesetz (JArbSchG) (aushangpflichtig, wenn regelmäßig mindestens ein Jugendlicher beschäftigt wird)
- Mutterschutzgesetz (MuSchG) (aushangpflichtig, wenn regelmäßig mehr als 3 Frauen beschäftigt werden)
- Sozialgesetzbuch (SGB) VII – Gesetzliche Unfallversicherung, Auszug § 15 Unfallverhütungsvorschriften, § 138 Bekanntgabe der Unfallversicherungsträger und deren Anschrift
- Verordnung zum Schutze der Mütter am Arbeitsplatz (MuSchArbV)
- Aushangpflichtige spezifische Praxisvorschriften (nur, wenn es für die Praxis zutrifft)
- Röntgenverordnung (RöV)
- Strahlenschutzverordnung (StrlSchV)
- Biostoffverordnung (BioStoffV)
- Gefahrstoffverordnung (GStoffV)

14 Der Notfallordner

Hier ist nicht der eigentlich in jeder Arztpraxis sinnvoll vorzuhaltende Notfallkoffer gemeint, sondern eine strukturierte Vorsorge im Falle des Ausfalls des Praxisinhabers oder der Praxisinhaberin. Denn Vollmachten und Verfügungen verhindern ein Praxis-Chaos bei plötzlicher Krankheit oder Tod.

Notwendig ist eine Vorsorge, um beim Ausfall des Praxisinhabers den Betrieb aufrechtzuerhalten und einen abwendbaren wirtschaftlichen Schaden zu vermeiden. Es geht nicht nur um das eigene Lebenswerk, sondern auch die Existenzen der Mitarbeiter.

Hier sind folgende Punkte zu regeln:

- **Kontovollmachten und Finanzen:**
  - Schlüssel und Zugangscodes für die Praxis
  - wichtige Passwörter auch für die IT/Praxisverwaltungssoftware
  - Kennwörter und Zugangswege zur Abholung der KV-Honorarabrechnungsunterlagen
  - Kontozugänge/Bankvollmachten
- **persönliche Informationen**:
  - Testament und Bestattungsverfügung
  - Vorsorgevollmacht und Betreuungsverfügung
  - Praxis-/Vorsorgevollmacht
  - Patienten- und Sorgerechtsverfügung
  - Krankenakten und Organ- bzw. Gewebespendeausweise
- **Kontaktdaten**:
  - Angehörige Dienstleister im Notfall (Steuerberater, Anwalt)
  - private Vorsorge und Absicherungen
  - Versorgungswerk und Rente
  - Ansprechpartner im Notfall
  - Vertretungsplan – Handlungsbevollmächtigte

- Erbregelung und Nachfolgeregelungen
- Leasing- und Mietverträge (Standort, Zugriff)

Sinnvoll ist es, für den Fall der Fälle eine Vertrauensperson für diese Aufgabe zu benennen. Damit bleibt auch bei plötzlichem und in seiner Dauer nicht absehbarem Ausfall des Praxisinhabers die Praxis handlungsfähig, d. h. es können Vertretungsregelungen getroffen und Bankgeschäfte (z. B. Lohnzahlungen für Mitarbeiter und Mieten) getätigt werden.

Die Notfallakte muss nicht zwingend in Papierform vorliegen – auch eine digitale Version ist möglich und lässt sich leichter aktualisieren.

Im Gemeinschaftspraxisvertrag kann der Zusatz „bei Tod eines Gesellschafters gehen dessen Anteile an die Erben über" dramatische Entwicklungen verhindern.

In Mietverträgen sollte ein Sonderkündigungsrecht bei Tod des Praxisinhabers Berücksichtigung finden.

15 Material- und Lagerbewirtschaftung

Je nach Praxistyp kann dies einen relevanten Ausgabenposten und ein zeitintensives Geschäft darstellen. Besonders operativ oder invasiv tätige Facharztpraxen binden im Warenlager erhebliche Liquidität und haben einen erhöhten Personalaufwand für die Lagerbestandsanalyse, Nachbestellungen und Kontrolle des Wareneinganges.

Es ist grundsätzlich zu hinterfragen, ob das Warenmanagement (vom Sprechstundenbedarf über Verbrauchsmaterialien bis zum Toner für den Drucker) praxisintern durch eigenes Personal erbracht wird oder ob ein externer Dienstleister dieses übernehmen kann. Auf diesem Markt gibt es zwischenzeitlich viele Anbieter, von Händlern über Geräte- und Medizinprodukte-Hersteller, die diese zusätzliche Dienstleistung erbringen bis hin zu regionalen Medizinprodukte-Fachhändlern.

Entscheidend ist es, unter betriebswirtschaftlichen Gesichtspunkten den Lagerbestand möglichst klein zu halten und geringe Lagerzeiten zu erzielen. Der Warenumschlag sollte in kurzen Zyklen erfolgen und die medizinischen Artikel dürfen nicht verfallen. Es bietet sich dafür das „first-in-/first-out-Prinzip" an, bei dem die zuerst gelieferten Waren auch als erstes entnommen werden, um „Lagerleichen" mit Überschreitung der Haltbarkeitsdaten zu verhindern. Hierbei bieten IT-gestützte Lagerhaltungs- und Warenwirtschaftssysteme deutliche Vorteile.

Auch eine regelmäßige Inventur der Lagerbestände hilft dabei, die Übersicht zu behalten.

Werden Produkte in größerem Umfang benötigt, können mit Herstellern Jahreskontingente zu günstigeren Einkaufskonditionen verhandelt werden. Diese werden nach Verbrauch in Einzeltranchen abgerufen/geliefert und damit weitgehend verbrauchssynchron abgerechnet bzw. bezahlt.

Material- und Lagerbewirtschaftung

Eine Besonderheit sind Konsignationslager bei Medizinprodukten (z.B. Implantate oder teure Einmalmaterialien): Das sind in der Praxis eingerichtete Lager der Hersteller. Erst bei der Entnahme von Produkten aus diesen Lagern wird abgerechnet. Dabei handelt es sich häufig um als „Sachkosten" gegenüber den KVen abrechenbare Medizinprodukte (Netze für Leistenhernien, als Implantate genutzte Schrauben und Platten bei Osteosynthesen usw.). Diese werden im Rahmen der Quartalsabrechnung berücksichtigt und im Honorarbescheid gesondert ausgewiesen. Es handelt sich um sog. „durchlaufende" Posten.

Idealerweise kann mit Lieferanten ein Zahlungsziel (z. B. 90 Tage) vereinbart werden, da auch diesen die Systematik der KV-Abrechnung bekannt ist. Vom Einreichen der Honorarabrechnung bis zum Eingang des Honorars auf dem Bankkonto kann ein Vierteljahr vergehen. Ohne ein entsprechendes Zahlungsziel bleibt die Zwischenfinanzierung ein Problem der Praxis.

16 Räumliche und bauliche Voraussetzungen für Arztpraxen

Während bei einer Praxisübernahme die Strukturen meist vorgegeben sind, besteht bei der Neugründung oder Verlegung einer Praxis die Chance, die räumliche Struktur gemäß den Arbeitsprozessen zu gestalten. Dies umfasst auch die Möglichkeit, spätere Erweiterungsoptionen mit in Betracht zu ziehen.

Besonderes Augenmerk ist auf eine gute bauliche Praxisplanung zu legen:

- Größe, Lage, (zentral – peripher sowie Erreichbarkeit mit ÖPNV und PKW) und Ausstattung der Untersuchungs- und Behandlungszimmer sowie die Gestaltung von Eingriffsräumen sind den Bedürfnissen anzupassen.

- Entscheidend für die Attraktivität für die zunehmend ältere und multimorbide Bevölkerung ist auch die Barrierefreiheit (Rampen, Aufzugsanlagen, Türbreiten, elektrische Türöffner, behindertengerechte Toiletten).

- Oft vernachlässigt wird der Platzbedarf für Lagerflächen, Labor- und Diagnostikräumlichkeiten und deren sachgerechte Ausstattung, wie auch Beleuchtung und Belüftung.

- Die Wartebereiche sollten ansprechend gestaltet sein und die Privatsphäre berücksichtigen. Wartezeiten können auch für ein gezieltes Infotainment über das Leistungsspektrum und die Kompetenzen der Praxis genutzt werden, z. B. durch Wartezimmer-TV, die Bereitstellung eines W-LAN und die Auslage von schriftlichen Unterlagen.

- Auch an Sozialräume und die Wege für die Ver- und Entsorgung ist zu denken.

Für die in der Praxis tätigen Ärzte ist auch eine Verbindungstür zwischen den U&B-Räumen sinnvoll. So kann nach dem ärztlichen Abarbeiten eines Falles umgehend der nächste Patient

Räumliche und bauliche Voraussetzungen

im Nebenraum behandelt werden, ohne beim Zimmerwechsel den „öffentlichen" Praxisbereich betreten zu müssen.

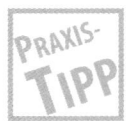

PRAXIS-TIPP

Hohes Potenzial hat das Zusammenspiel von gut ausgebildeten MFAs, sinnvoller Raumgestaltung und eine die innere Logistik einer Praxis unterstützende Praxissoftware.

Sicherlich gibt es hier keine Patentrezepte, aber da es sich um entscheidende Faktoren für spätere effiziente Praxisabläufe und die eigene Zufriedenheit mit der räumlichen Gestaltung handelt, sollte hier eher mehr als zu wenig (auch finanzieller) Aufwand getrieben werden.

Es gibt spezialisierte Architekturbüros, die in der Thematik der Praxisplanung Erfahrungen aufweisen, wie auch Einrichtungsfirmen, die eine ansprechende Innengestaltung umsetzen können. Diese Professionalität in der Planung kommt besonders dann zum Tragen, wenn Einrichtungen mit erhöhten Anforderungen an Hygiene und Brandschutz (wie z. B. Einrichtungen zum ambulanten Operieren, Laborbereiche) oder Strahlenschutz (Röntgen, MRT usw.) geplant werden. Hier sind spezielle behördliche Vorgaben zu beachten, die sinnvollerweise bereits in der Planungsphase mit einzubeziehen sind.

Aufgrund des Klimawandels sind auch Überlegungen zur Kühlung/Lüftung der Räumlichkeiten zu bedenken, gerade wenn Räume mit vielen Menschen oder technischen Geräten, die eine hohe Abwärmelast produzieren, vorgesehen sind.

Niedrige Energieverbrauchswerte sollten heute bei Neubauten eine Selbstverständlichkeit sein. Nicht nur aus wirtschaftlicher Sicht, denn die Energiekosten fallen über die gesamte Laufzeit einer Praxis an, sondern auch mit Rücksicht auf die kommenden Generationen, die ebenso fossile Energieträger benötigen und saubere Luft atmen wollen.

Möglicherweise besteht auch die Chance, die Praxis in einem Ärztehaus zu etablieren. Dies befördert die Möglichkeit zur

Räumliche und bauliche Voraussetzungen

fachübergreifenden Versorgung der Patienten und die Nutzung von Synergieeffekten.

Ob eine Praxistätigkeit besser in gemieteten Räumlichkeiten oder in der eigenen Immobilie ausgeübt wird, hängt von mehreren Faktoren ab:

- Langfristigkeit der Planung
- aktuelles Zinsniveau
- Bau- und Immobilienpreise

Beispielrechnung:

Praxisgröße 200 qm,
Miete 14,- € pro qm,
Mietdauer 15 Jahre:

200 × 14 × 12 × 15 = 504 000,- €
Mietausgaben (ohne Nebenkosten) in 15 Jahren,
bei unverändertem Mietpreis,

das heißt

200 × 14 × 12 = 33 600,- € Miete pro Jahr

Realistischerweise wird eine „Staffelmiete" vereinbart, die eine Indexierung an der Inflationsrate oder Warenkörben vorsieht, so dass mit Mieterhöhungen im Betrachtungszeitraum von 15 Jahren auszugehen ist.

Finanziert der Praxisinhaber einen Betrag von 500 000,- €
zu einem Zinssatz von 2,5 %
über 15 Jahre fest,
so resultiert daraus im ersten Jahr eine Belastung durch
Zins- und Tilgung von:

Kreditbetrag:	500 000,00 €
Tilgung:	33 333,33 €
Zins:	12 500,00 €
Zins + Tilgung:	45 833,33 €

Räumliche und bauliche Voraussetzungen

16

Um einen sinnvollen Vergleich zwischen dem Erwerb einer eigenen Praxisimmobilie und einer Anmietung der Praxisräume zu ermöglichen, sind auch die steuerlichen Auswirkungen einer Immobilienfinanzierung zu berücksichtigen (Steuerabzug der Zinsen).

Zusätzlich sind Fördermöglichkeiten (BAFA/KFW/kommunale Ebene) bzw. besondere Konditionen der finanzierenden Banken zu klären.

17 Anhang

17.1 Fünftes Sozialgesetzbuch – SGB V

Das Fünfte Sozialgesetzbuch (SGB V) regelt in seinen Kapiteln die Rechtsbeziehungen im Rahmen der gesetzlichen Krankenversicherung.

Erstes Kapitel:	Allgemeine Vorschriften (§ 1–§ 4)
Zweites Kapitel:	Versicherter Personenkreis (§ 5–§ 10)
Drittes Kapitel:	Leistungen der Krankenversicherung (§ 11–§ 68)
Viertes Kapitel:	Beziehungen der Krankenkassen zu den Leistungserbringern (§ 69–§ 140)
Fünftes Kapitel:	Sachverständigenrat zur Begutachtung der Entwicklung im Gesundheitswesen (§ 141–§ 142)
Sechstes Kapitel:	Organisation der Krankenkassen (§ 143–§ 206)
Siebtes Kapitel:	Verbände der Krankenkassen (§ 207–§ 219)
Achtes Kapitel:	Finanzierung (§ 220–§ 274)
Neuntes Kapitel:	Medizinischer Dienst der Krankenkassen und ihrer Verbände (§ 275–§ 283)
Zehntes Kapitel:	Versicherungs- und Leistungsdaten, Datenschutz, Datentransparenz (§ 284–§ 305)
Elftes Kapitel:	Straf- und Bußgeldvorschriften (§ 306–§ 307)
Zwölftes Kapitel:	Übergangsregelungen aus Anlass der Herstellung der Einheit Deutschlands (§ 308–§ 313)
Dreizehntes Kapitel:	Weitere Übergangsvorschriften (§ 314–§ 321)

17.1

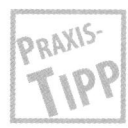

PRAXIS-TIPP

> Sämtliche Regelungen zu den Beziehungen der Krankenkassen finden sich im 4. Kapitel, welches mit 71 Paragrafen das umfangreichste Kapitel im SGB V darstellt.

Einige zentrale Aussagen:

> § 12 Wirtschaftlichkeitsgebot
>
> *(1) Die Leistungen müssen **ausreichend, zweckmäßig** und **wirtschaftlich** sein; sie **dürfen das Maß des Notwendigen nicht überschreiten**. Leistungen, die nicht notwendig oder unwirtschaftlich sind, können Versicherte nicht beanspruchen, dürfen die Leistungserbringer nicht bewirken und die Krankenkassen nicht bewilligen.*
>
> *(2) Ist für eine Leistung ein Festbetrag festgesetzt, erfüllt die Krankenkasse ihre Leistungspflicht mit dem Festbetrag.*
>
> *(3) Hat die Krankenkasse Leistungen ohne Rechtsgrundlage oder entgegen geltendem Recht erbracht und hat ein Vorstandsmitglied hiervon gewusst oder hätte es hiervon wissen müssen, hat die zuständige Aufsichtsbehörde nach Anhörung des Vorstandsmitglieds den Verwaltungsrat zu veranlassen, das Vorstandsmitglied auf Ersatz des aus der Pflichtverletzung entstandenen Schadens in Anspruch zu nehmen, falls der Verwaltungsrat das Regress-Verfahren nicht bereits von sich aus eingeleitet hat*[37].

Schwierig zu beurteilen ist in diesem Zusammenhang, was ausreichend, zweckmäßig und wirtschaftlich sowie das Maß des Notwendigen nicht überschreitend auf die tägliche Praxis der Patientenversorgung bedeutet und dort umgesetzt werden kann.

Gerade im Bereich der Verordnung von Medikamenten sind die niedergelassenen Ärzte einer durchgängigen Überwachung ausgesetzt und mit Regressdrohungen konfrontiert.

---

[37] https://www.gesetze-im-internet.de/sgb_5/__12.html, Seitenaufruf: 16.4.2017, 8:19 Uhr, Hervorhebungen durch den Autor

Anhang

§ 73 SGB V Kassenärztliche Versorgung[38]

*(1) Die vertragsärztliche Versorgung gliedert sich in die **hausärztliche** und die **fachärztliche Versorgung**. Die hausärztliche Versorgung beinhaltet insbesondere*

1. die allgemeine und fortgesetzte ärztliche Betreuung eines Patienten in Diagnostik und Therapie bei Kenntnis seines häuslichen und familiären Umfeldes; Behandlungsmethoden, Arznei- und Heilmittel der besonderen Therapierichtungen sind nicht ausgeschlossen,

2. die Koordination diagnostischer, therapeutischer und pflegerischer Maßnahmen,

3. die Dokumentation, insbesondere Zusammenführung, Bewertung und Aufbewahrung der wesentlichen Behandlungsdaten, Befunde und Berichte aus der ambulanten und stationären Versorgung,

4. die Einleitung oder Durchführung präventiver und rehabilitativer Maßnahmen sowie die Integration nichtärztlicher Hilfen und flankierender Dienste in die Behandlungsmaßnahmen.

(1a) An der hausärztlichen Versorgung nehmen

1. Allgemeinärzte,

2. Kinderärzte,

3. Internisten ohne Schwerpunktbezeichnung, die die Teilnahme an der hausärztlichen Versorgung gewählt haben,

4. Ärzte, die nach § 95a Abs. 4 und 5 Satz 1 in das Arztregister eingetragen sind und

5. Ärzte, die am 31. Dezember 2000 an der hausärztlichen Versorgung teilgenommen haben,

teil (Hausärzte).

Die übrigen Fachärzte nehmen an der fachärztlichen Versorgung teil. Der Zulassungsausschuss kann für Kinderärzte und Internisten ohne Schwerpunktbezeichnung eine von Satz 1 abweichende be-

---

[38] http://www.sozialgesetzbuch-sgb.de/sgbv/73.html, Seitenaufruf: 16.04.2017, 8:25 Uhr, Hervorhebungen durch den Autor

17.1

fristete Regelung treffen, wenn eine bedarfsgerechte Versorgung nicht gewährleistet ist. Hat der Landesausschuss der Ärzte und Krankenkassen für die Arztgruppe der Hausärzte, der Kinderärzte oder der Fachinternisten eine Feststellung nach § 100 Absatz 1 Satz 1 getroffen, fasst der Zulassungsausschuss innerhalb von sechs Monaten den Beschluss, ob eine Regelung nach Satz 3 getroffen wird. Kinderärzte mit Schwerpunktbezeichnung können auch an der fachärztlichen Versorgung teilnehmen. Der Zulassungsausschuss kann Allgemeinärzten und Ärzten ohne Gebietsbezeichnung, die im Wesentlichen spezielle Leistungen erbringen, auf deren Antrag die Genehmigung zur ausschließlichen Teilnahme an der fachärztlichen Versorgung erteilen.

(1b) Ein Hausarzt darf mit schriftlicher Einwilligung des Versicherten, die widerrufen werden kann, bei Leistungserbringern, die einen seiner Patienten behandeln, die den Versicherten betreffenden Behandlungsdaten und Befunde zum Zwecke der Dokumentation und der weiteren Behandlung erheben. Die einen Versicherten behandelnden Leistungserbringer sind verpflichtet, den Versicherten nach dem von ihm gewählten Hausarzt zu fragen und diesem mit schriftlicher Einwilligung des Versicherten, die widerrufen werden kann, die in Satz 1 genannten Daten zum Zwecke der bei diesem durchzuführenden Dokumentation und der weiteren Behandlung zu übermitteln; die behandelnden Leistungserbringer sind berechtigt, mit schriftlicher Einwilligung des Versicherten, die widerrufen werden kann, die für die Behandlung erforderlichen Behandlungsdaten und Befunde bei dem Hausarzt und anderen Leistungserbringern zu erheben und für die Zwecke der von ihnen zu erbringenden Leistungen zu verarbeiten und zu nutzen. Der Hausarzt darf die ihm nach den Sätzen 1 und 2 übermittelten Daten nur zu dem Zweck verarbeiten und nutzen, zu dem sie ihm übermittelt worden sind; er ist berechtigt und verpflichtet, die für die Behandlung erforderlichen Daten und Befunde an die den Versicherten auch behandelnden Leistungserbringer mit dessen schriftlicher Einwilligung, die widerrufen werden kann, zu übermitteln. § 276 Abs. 2 Satz 1 Halbsatz 2 bleibt unberührt. Bei einem Hausarztwechsel ist der bisherige Hausarzt des Versicherten ver-

pflichtet, dem neuen Hausarzt die bei ihm über den Versicherten gespeicherten Unterlagen mit dessen Einverständnis vollständig zu übermitteln; der neue Hausarzt darf die in diesen Unterlagen enthaltenen personenbezogenen Daten erheben.

(1c) (weggefallen)

(2) die

1. ärztliche Behandlung,

2. zahnärztliche Behandlung und kieferorthopädische Behandlung nach Maßgabe des § 28 Abs. 2,

2a. Versorgung mit Zahnersatz einschließlich Zahnkronen und Suprakonstruktionen, soweit sie § 56 Abs. 2 entspricht,

3. Maßnahmen zur Früherkennung von Krankheiten,

4. ärztliche Betreuung bei Schwangerschaft und Mutterschaft,

5. Verordnung von Leistungen zur medizinischen Rehabilitation,

6. Anordnung der Hilfeleistung anderer Personen,

7. Verordnung von Arznei-, Verband-, Heil- und Hilfsmitteln, Krankentransporten sowie Krankenhausbehandlung oder Behandlung in Vorsorge- oder Rehabilitationseinrichtungen,

8. Verordnung häuslicher Krankenpflege,

9. Ausstellung von Bescheinigungen und Erstellung von Berichten, die die Krankenkassen oder der Medizinische Dienst (§ 275) zur Durchführung ihrer gesetzlichen Aufgaben oder die die Versicherten für den Anspruch auf Fortzahlung des Arbeitsentgelts benötigen,

10. medizinische Maßnahmen zur Herbeiführung einer Schwangerschaft nach § 27a Abs. 1,

11. ärztlichen Maßnahmen nach den §§ 24a und 24b,

12. Verordnung von Soziotherapie,

13. Zweitmeinung nach § 27b,

14. Verordnung von spezialisierter ambulanter Palliativversorgung nach § 37b.

Satz 1 Nummer 2 bis 4, 6, 8, 10, 11 und 14 gilt nicht für Psychotherapeuten; Satz 1 Nummer 9 gilt nicht für Psychotherapeuten,

17.1

soweit sich diese Regelung auf die Feststellung und die Bescheinigung von Arbeitsunfähigkeit bezieht. Satz 1 Nummer 5 gilt für Psychotherapeuten in Bezug auf die Verordnung von Leistungen zur psychotherapeutischen Rehabilitation. Satz 1 Nummer 7 gilt für Psychotherapeuten in Bezug auf die Verordnung von Krankentransporten sowie Krankenhausbehandlung. Das Nähere zu den Verordnungen durch Psychotherapeuten bestimmt der Gemeinsame Bundesausschuss in seinen Richtlinien nach § 92 Absatz 1 Satz 2 Nummer 6, 8 und 12.

(3) In den Gesamtverträgen ist zu vereinbaren, inwieweit Maßnahmen zur Vorsorge und Rehabilitation, soweit sie nicht zur kassenärztlichen Versorgung nach Absatz 2 gehören, Gegenstand der kassenärztlichen Versorgung sind.

(4) **Krankenhausbehandlung darf nur verordnet werden, wenn eine ambulante Versorgung der Versicherten zur Erzielung des Heil- oder Linderungserfolgs nicht ausreicht.** Die Notwendigkeit der Krankenhausbehandlung ist bei der Verordnung zu begründen. In der Verordnung von Krankenhausbehandlung sind in den geeigneten Fällen auch die beiden nächsterreichbaren, für die vorgesehene Krankenhausbehandlung geeigneten Krankenhäuser anzugeben. Das Verzeichnis nach § 39 Abs. 3 ist zu berücksichtigen.

(5) Der an der kassenärztlichen Versorgung teilnehmende Arzt und die ermächtigte Einrichtung sollen **bei der Verordnung von Arzneimitteln die Preisvergleichsliste nach § 92 Abs. 2 beachten**. Sie können auf dem Verordnungsblatt oder in dem elektronischen Verordnungsdatensatz ausschließen, dass die Apotheken ein preisgünstigeres wirkstoffgleiches Arzneimittel anstelle des verordneten Mittels abgeben. Verordnet der Arzt ein Arzneimittel, dessen Preis den Festbetrag nach § 35 oder § 35a überschreitet, hat der Arzt den Versicherten über die sich aus seiner Verordnung ergebende Pflicht zur Übernahme der Mehrkosten hinzuweisen.

(6) Zur kassenärztlichen Versorgung gehören Maßnahmen zur Früherkennung von Krankheiten nicht, wenn sie im Rahmen der Krankenhausbehandlung oder der stationären Entbindung durch-

geführt werden, es sei denn, die ärztlichen Leistungen werden von einem Belegarzt erbracht.

(7) **Es ist Vertragsärzten nicht gestattet, für die Zuweisung von Versicherten ein Entgelt oder sonstige wirtschaftliche Vorteile sich versprechen oder sich gewähren zu lassen oder selbst zu versprechen oder zu gewähren.** *§ 128 Absatz 2 Satz 3 gilt entsprechend.*

(8) Zur Sicherung der wirtschaftlichen Verordnungsweise haben die Kassenärztlichen Vereinigungen und die Kassenärztlichen Bundesvereinigungen sowie die Krankenkassen und ihre Verbände die Vertragsärzte auch vergleichend über preisgünstige verordnungsfähige Leistungen und Bezugsquellen, einschließlich der jeweiligen Preise und Entgelte zu informieren sowie nach dem allgemeinen anerkannten Stand der medizinischen Erkenntnisse Hinweise zu Indikation und therapeutischen Nutzen zu geben. Die Informationen und Hinweise für die Verordnung von Arznei-, Verband- und Heilmitteln erfolgen insbesondere auf der Grundlage der Hinweise nach § 92 Abs. 2 Satz 3, der Rahmenvorgaben nach § 84 Abs. 7 Satz 1 und der getroffenen Arzneimittelvereinbarungen nach § 84 Abs. 1. In den Informationen und Hinweisen sind Handelsbezeichnung, Indikationen und Preise sowie weitere für die Verordnung von Arzneimitteln bedeutsame Angaben insbesondere auf Grund der Richtlinien nach § 92 Abs. 1 Satz 2 Nr. 6 in einer Weise anzugeben, die unmittelbar einen Vergleich ermöglichen; dafür können Arzneimittel ausgewählt werden, die einen maßgeblichen Anteil an der Versorgung der Versicherten im Indikationsgebiet haben. Die Kosten der Arzneimittel je Tagesdosis sind nach den Angaben der anatomisch-therapeutisch-chemischen Klassifikation anzugeben. Es gilt die vom Deutschen Institut für medizinische Dokumentation und Information im Auftrage des Bundesministeriums für Gesundheit herausgegebene Klassifikation in der jeweils gültigen Fassung. Die Übersicht ist für einen Stichtag zu erstellen und in geeigneten Zeitabständen, im Regelfall jährlich, zu aktualisieren. Vertragsärzte dürfen für die Verordnung von Arzneimitteln nur solche elektronischen Programme nutzen, die mindestens folgende Inhalte zum jeweils aktuellen Stand enthalten:

1. die Informationen nach den Sätzen 2 und 3,

2. die Informationen über das Vorliegen von Rabattverträgen nach § 130a Absatz 8,

3. die Informationen nach § 131 Absatz 4 Satz 2 sowie

4. die zur **Erstellung und Aktualisierung des Medikationsplans** nach § 31a notwendigen Funktionen und Informationen

und die von der Kassenärztlichen Bundesvereinigung für die vertragsärztliche Versorgung zugelassen sind. Das Nähere ist in den Verträgen nach § 82 Abs. 1 zu vereinbaren. Für die Verordnung von Heilmitteln dürfen Vertragsärzte ab dem 1. Januar 2017 nur solche elektronischen Programme nutzen, die die Informationen der Richtlinien nach § 92 Absatz 1 Satz 2 Nummer 6 in Verbindung mit § 92 Absatz 6 und über besondere Verordnungsbedarfe nach § 106b Absatz 2 Satz 4 enthalten und von der Kassenärztlichen Bundesvereinigung für die vertragsärztliche Versorgung zugelassen sind. Das Nähere ist in den Verträgen nach § 82 Absatz 1 bis zum 31. Januar 2016 zu vereinbaren.

Dieser § 73 des SGB V beinhaltet einige der zentralen Regelungen:

- das Schisma der Aufteilung in Haus- und Fachärzte,
- die Definition der Vertragsärztlichen Versorgung,
- die „Rechtmäßigkeit" einer Krankenhausbehandlung
- die Verordnung von Arzneimitteln,
- das Verbot der Überweisung gegen Entgelt (die im § 299a und b des **Straf**gesetzbuches noch weiter definiert wird),
- die Pflicht zur Erstellung und Aktualisierung eines Medikationsplans.

17.2 Nützliche Internetadressen

http://www.vmf-online.de
Verband medizinischer Fachberufe e.V.

http://www.kbv.de
Kassenärztliche Bundesvereinigung

Anhang

http://www.zi-pp.de
Zentralinstitut der Kassenärztlichen Versorgung – Praxis-Panel

http://www.fischer-rauch.de
Fischer + Rauch, Kompetenz im Gesundheitswesen

http://www.kbv.de/media/sp/Liste_ueber_Gesetze_und_VO_fuer_Arzt_Psychotherapeutenpraxen.pdf
Auflistung der KBV über die wesentlichen Rechtsvorschriften und untergesetzlichen Normen für Arzt- und Psychotherapeutenpraxen

http://www.gesetze-im-internet.de
Gesetze und Rechtsverordnungen kostenlos im Internet

http://www.g-ba.de
Gemeinsamer Bundesausschuss

http://www.baek.de
Bundesärztekammer

http://www.bgw-online.de
Berufsgenossenschaft für Gesundheit und Wohlfahrtspflege

http://www.bundesaerztekammer.de/fileadmin/user_upload/downloads/Schweigepflicht_2014.pdf
Empfehlungen der Bundesärztekammer zur Schweigepflicht und zum Datenschutz in der Arztpraxis

http://www.bundesaerztekammer.de/fileadmin/user_upload/downloads/pdf-Ordner/118._DAET/118DaetTop4_NovelleMWBO.pdf
Sachstandsbericht zur Musterweiterbildungsordnung von 2015

http://www.rki.de
Robert Koch-Institut

http://www.rki.de/DE/Content/Kommissionen/KRINKO/krinko_node.html
Kommission für Krankenhaushygiene und Infektionsprävention (KRINKO) des Robert Koch-Institutes

Glossar

17.3

http://www.bundesaerztekammer.de/fileadmin/user_upload/downloads/Schweigepflicht_2014.pdf
Empfehlungen zur ärztlichen Schweigepflicht, Datenschutz und Datenverarbeitung in Arztpraxen, herausgegeben von der Bundesärztekammer und der Kassenärztlichen Bundesvereinigung

http://www.g-ba.de/informationen/richtlinien/4/
Bedarfsplanungsrichtlinie des g-BA

http://www.lass-dich-nieder.de
Gemeinsame Internetpräsenz von 15 Kassenärztlichen Vereinigungen und der Kassenärztlichen Bundesvereinigung, die auch regionale Initiativen für den Praxisnachwuchs vorstellen.

http://www.bundesaerztekammer.de/patienten/gutachterkommissionen-schlichtungsstellen/adressen/
Adressen und Telefonnummern der Gutachterkommissionen bzw. Schlichtungsstellen der Landesärztekammern.

http://www.bfarm.de
Bundesinstitut für Arzneimittel und Medizinprodukte mit Bundesopiumstelle

17.3 Glossar

Ambulante Spezialärztliche Versorgung (ASV):
- ambulante Behandlung
- mit hochspezialisierten Leistungen
- von seltenen Erkrankungen
- von besonderen Krankheitsverläufen
- Leistungserbringer: Vertragsärzte, Krankenhäuser
- Besonderheit: Keine Budgetierung, Vorgaben des Bedarfsplanungsrechts greifen nicht

Hausarztzentrierte Versorgung (HZV):
- Selektivvertragssystem: Der Lotse Hausarzt soll den Patienten durch das Gesundheitssystem begleiten.

- kein freier Zugang zur fachärztlichen Versorgung mehr (Einschränkung der freien Arztwahl)
- Bindung mindestens für ein Jahr

Integrierte Versorgung (IGV):
- Ziel: Überwindung der Sektorengrenzen zwischen ambulant und stationär
- Krankenkassen können Verträge über eine sektorenübergreifende Versorgung mit einzelnen Leistungserbringern, Krankenhäusern, MVZs oder Managementgesellschaften unter Umgehung der KVen abschließen.

17.4 Abkürzungsverzeichnis

ArbMedVV	Verordnung zur arbeitsmedizinischen Vorsorge
Ärzte-ZV	Zulassungsverordnung für Vertragsärzte
ASiG	Arbeitssicherheitsgesetz
BAG	Berufsausübungsgemeinschaft
BÄK	Bundesärztekammer
BAuA	Bundesanstalt für Arbeitsschutz und Arbeitsmedizin
BBSR	Bundesinstitut für Bau-, Stadt- und Raumforschung
BfArM	Bundesinstitut für Arzneimittel und Medizinprodukte
BGW	Berufsgenossenschaft für Gesundheit und Wohlfahrtspflege
BioStoffV	Biostoffverordnung
BMG	Bundesministerium für Gesundheit
BSG	Bundessozialgericht
BSNR	Betriebsstätten-Nummer
BWA	Betriebswirtschaftliche Auswertung
DGKH	Deutsche Gesellschaft für Krankenhaushygiene
DGUV	Deutsche Gesetzliche Unfallversicherung
DMP	Disease Management Program
EBM	einheitlicher Bewertungsmaßstab
EVA	Entlastende Versorgungsassistentin
G-BA	gemeinsamer Bundesausschuss
GbR	Gesellschaft des bürgerlichen Rechts
GefStoffV	Gefahrstoffverordnung
GKV	gesetzliche Krankenversicherung

Abkürzungsverzeichnis

17.4

GOÄ	Gebührenordnung für Ärzte
GOP	Gebührenordnungsposition
GOZ	Gebührenordnung für Zahnärzte
GuV	Gewinn- und Verlustrechnung
HVM	Honorarverteilungsmaßstab
IfSG	Infektionsschutzgesetz
IGeL	Individuelle Gesundheitsleistungen
KBV	Kassenärztliche Bundesvereinigung
KIS	Krankenhaus-Informations-System
KRINKO	Kommission für Krankenhaushygiene und Infektionsprävention beim RKI
KV	Kassenärztliche Vereinigung
KVP	kontinuierlicher Verbesserungsprozess
KZBV	Kassenzahnärztliche Bundesvereinigung
LANR	Lebenslange Arztnummer
MedHygVO	Medizinhygieneverordnungen der Bundesländer
MGV	morbiditätsbedingte Gesamtvergütung (vereinfacht: budgetierte Leistungen)
MKG	Mund-Kiefer-Gesichtsheilkunde
MPBetreibV	Medizinprodukte-Betreiberverordnung
MPG	Medizinproduktegesetz
MVZ	Medizinisches Versorgungszentrum
NäPa	Nichtärztliche Praxisassistentin
PACS	Picture Archiving and Communication System
PKV	private Krankenversicherung
PVS	Praxisverwaltungs-Software
QZV	Qualitätszentriertes Zusatzvolumen
RKI	Robert Koch-Institut
RLV	Regelleistungsvolumen
RSB	Richtigstellungsbescheid
STIKO	Ständige Impfkommission
STK	Sicherheitstechnische Kontrollen
TRBA	Technische Regeln für biologische Abfallstoffe
UV-GOÄ	Gebührenordnung der Unfallversicherungsträger
VERAH	Versorgungsassistentin in der Hausarztpraxis
ZA	Zulassungsausschuss
ZiPP	Zentralinstitut für die kassenärztliche Versorgung-Praxis-Panel

17.5 Stichwortverzeichnis

A
Abmahnung 89
Abschlagszahlungen 41
Ambulanter Sektor 12
arbeitsmedizinische Vorsorge 128
Arbeitsschutz 125
Arbeitsschutzgesetz 128
Arbeitssicherheit 125
Arbeitssicherheitsgesetz 125
Arbeitsvertrag 84
Arztbewertungsportale 95, 97
Arztfälle 45
Arztnummer 25, 42
Arztregister 31
Aufbewahrungsfristen 108
aushangpflichtige Gesetze 141

B
Bedarfsplanung 33
Behandlungsfälle 45
Bereitschaftsdienste 16
Berufsausübungsgemeinschaft 25, 44
berufsgenossenschaftliche Vorschriften 130
Betäubungsmittelgesetz 138
Betriebsstättennummer 25
Betriebswirtschaft 49
Biostoffverordnung 134
Bundesdatenschutzgesetz 103, 106, 138

D
Datenschutz 63, 103, 106
Datensicherheit 103
Dienstleistungsqualität einer Praxis 62

Dienstpflicht 17
Dokumentationspflicht 113
DRG 11

E
EBM 12, 40, 43
Eichgesetz 137
Einkommen 52, 55
Einzelpraxis 25
Entlastende Versorgungsassistentin 83
Ermächtigung 37
EVA 83

F
Fallpauschalen 11
Fallzahlzuwachsbegrenzung 40
Förderprogramme 59, 150
Fortbildungspflicht 115

G
Gefahrstoffverordnung 135
Gehälter 73
Gehaltsstrategie 75
Gemeinsamer Bundesausschuss 19, 66, 140
Gemeinschaftspraxis 25
Gesamtvergütung, morbiditätsbedingte 39, 43
gesetzliche Krankenkassen 20
gesetzliche Krankenversicherungen 39, 55
Gesundheitssystem, Struktur 11
GOÄ 45

H
Honorar, ärztliches 41, 52
Honorarbescheid 41, 57
Honorarverteilung 39

Stichwortverzeichnis

17.5

Honorarverteilungsmaßstab 39, 43
Hygienevorschriften 117

I
IGeL 45, 52
Infektionsschutzgesetz 118
Internetseite 93
Investitionen 51
IT 103

J
Jugendarbeitsschutzgesetz 129

K
Kalkulation bei Neugründung 57
Kalkulation bei Übernahme 56
Kassenärztliche Vereinigungen 13, 39, 43
Kollektivvertrag 43
Kooperationen 52
Kooperationsgrad Arztpraxen 44
Kündigung 90
Kündigungsschutzgesetz 139

L
Leistungsanreize 75
Leistungskatalog 19

M
Marketing 93, 96
Materialwirtschaft 145
Medizinische Fachangestellte 71
Medizinische Versorgungszentren 26
Medizinproduktegesetz 136
Motivation 76
Mutterschutzgesetz 129

N
Nichtärztliche Praxisassistentin 82

Notfalldienste 16
Notfallordner 143

P
Patientendaten 106
PDCA-Zyklus 65
Personalauswahl 77
Personalentwicklung 79
Personalkleidung 131
Personalplanung 71, 83
Plausibilitätsprüfung 40
Praxisbegehungen 133
Praxisgemeinschaft 25
Praxismarketing 93
Praxisneugründung 58
Praxisorganisation 61
Praxisverwaltungs-Software 46, 104
privatärztliche Leistungen 46
Punktwertabsenkung 44
Punktzahlvolumen 44

Q
Qualitätsmanagement 64, 95
Qualitätsmanagement-Richtlinie 66, 140

R
Rechtsvorschriften 133
Regelleistungsvolumen 40, 42, 44
Richtigstellungsbescheid 57
Risikostrukturausgleich 20
Röntgenverordnung 140

S
sektorale Trennung 11
Selbstverwaltung 13
Selbstzahler 52
Selbstzahlerleistungen 45, 46
SGB V 13, 19, 33, 36, 37, 82, 115, 140, 151
Sicherstellung 37

Sicherstellungsauftrag 13
Sonderbedarfszulassung 36
Sprechstundenbedarfsverordnungen 140
stationärer Sektor 11
Stellenausschreibung 77

T
Teamführung 85
Terminvereinbarung 61, 63, 94

U
Umsatzzahlen 56

V
VERAH®
Versorgungsassistentinnen in der Hausarztpraxis 82

Vertretungsregelungen 27
Videosprechstunde 95

W
Werbung 100
Wirtschaftlichkeitsgebot 19

Z
Zielvereinbarungen 75
ZiPP 45, 55, 58
Zulassung 33, 38
Zulassungsausschuss 20, 36
Zusatzvolumen, qualifikationsbedingtes 42
Zuweiser 95